癌診療指針のための
病理診断プラクティス
原発不明癌

総編集 **青笹克之**
大阪大学名誉教授

専門編集 **都築豊徳**
愛知医科大学病院

中塚伸一
大阪国際がんセンター

安藤正志
愛知県がんセンター

水木満佐央
大阪大学医学部附属病院

中山書店

序

　腫瘍医療に携わる病理医，腫瘍内科医および外科医を主な対象として『癌診療指針のための病理診断プラクティス』の刊行を開始したのは2010年初冬のことである．以来種々の臓器癌を対象として巻を重ねた結果，2019年秋に13巻目となる『唾液腺/口腔・歯原性腫瘍』の刊行をもって完結した．

　"原発不明癌"のタイトルを冠した本書はこのシリーズの別巻として刊行するものである．その理由は近年"原発不明癌"の診断，治療の動向に顕著な進歩がみられるからである．かつては原発巣が明らかでない状況で転移病巣が出現する原発不明癌は系統的な診断システムの確立していないこと，治療法としては画一的な化学療法が主体で治療効果も限定されていたことなどによりきわめて予後の不良な疾患であった．

　原発不明癌の原発巣の探索においては病理医の役割が大きい．かつては病巣部から採取された病理組織の形態観察が主であったが，近年では腫瘍細胞の形態所見に加えて，腫瘍細胞の発現する蛋白の免疫組織化学的同定による原発巣の推定が一般的となり，一定の役割を果たしている．しかしながら，現在でも原発巣の確定できない症例は少なくない．また，原発巣の推定が有効な治療法に必ずしも直結しないという弱点も指摘されている．癌は遺伝子異常に起因して発生すると考えられ，癌細胞に生じている遺伝子変異をターゲットとした分子標的薬の開発により一定の効果を挙げており，原発不明癌の治療法の考え方にも影響してきた．つまり，原発部位の如何にかかわらず，変異遺伝子をターゲットとした治療法の可能性が示された．

　このような最近蓄積されてきた知見を組み込んだ原発不明癌の原発臓器の確定法，効果的な治療法の選択についてわかりやすく解説することが本書の目的とするところである．本書は序論（1章），総論としての基本的知識（2章），現場で用いられている探索法の解説（3章），原発巣の探索の実際（4章），治療法の選択（5章），症例提示（6章），そして免疫組織化学抗体一覧表（7章）よりなる．4章は原発巣探索の第一線に立つ病理医が担当しており，本書の中心をなすものである．5章の「治療法の選択」は原発不明癌治療法の現状が充分な参考文献とともに詳細に記述されており，治療の一線に立つ臨床医にも有益な内容となっている．

　終わりに本書の刊行にあたり多大のご支援をいただいた，中山書店の鈴木幹彦，金橋香代子両氏に深甚の謝意を表します．

2019年秋
編者を代表して
青笹克之

癌診療指針のための
病理診断プラクティス
原発不明癌

Contents

1章 序論
原発不明癌をめぐる新しい視座 .... 青笹克之 ... 2

2章 基本的知識
原発巣探索法の現状 .... 都築豊徳 ... 6

3章 探索法の実際
画像診断 .... 巽 光朗 ... 12
病理組織学的・免疫組織化学的特徴 .... 笹島ゆう子 ... 18
細胞診 .... 桜井孝規 ... 25
遺伝子診断 .... 水木満佐央 ... 30

4章 原発不明癌の背景—転移部位別の探索の実際
総論—原発不明癌探索の基本的知識 .... 都築豊徳 ... 38
肺・胸腔 .... 湊 宏 ... 49
骨・軟部 .... 廣瀬隆則 ... 62
肝 .... 相島慎一 ... 73
皮膚 .... 新井栄一 ... 80
脳 .... 渡辺みか ... 88
消化管 .... 中塚伸一 ... 94
頭頸部 .... 太田一郎, 中井登紀子 ... 104
縦隔 .... 比島恒和 ... 112
腹腔内播種 .... 都築豊徳 ... 119

5章 治療法の選択
原発不明癌の治療 .... 安藤正志 ... 128

※参考文献は巻末にまとめました.

6章 症例提示

症例1 頸部リンパ節転移で発見された卵管癌　　　　　　　　　　　　　棟方　哲　142

症例2 若年者に発生した由来不明の縦隔腫瘍　　　　　　　　　　　　村上一郎　148

症例3 肺腫瘤　　　　　　　　　　　　　　　　　安岡弘直, 辻　洋美, 辻本正彦　152

症例4 尿路腺癌で大腸癌の転移・浸潤と鑑別が問題となった症例
　　　　　　　　　　　　　　　　　　　　　　　金城　満, 下釜達朗, 清澤大裕　157

症例5 大腸癌プロファイルの原発不明癌肝転移に治療が奏効した症例
　　　　　　　　　　　　　　　　　　　　　　　　　　　　　　　安藤正志　165

症例6 鼠径部リンパ節に転移した癌細胞がPSA陽性所見を示したため,
原発巣の同定に難渋した extramammary Paget's disease
　　　　　　　　　　　　　　　　　　　　　　　　　　高橋恵美子, 都築豊徳　168

7章 免疫組織化学抗体一覧表

　　　　　　　　　　　　　　　　　　　　　　　　　　　　　　　中塚伸一　174

　　　　　　　　　　　　　　　　　　　　参考文献　　　　　　　181
　　　　　　　　　　　　　　　　　　　　索引　　　　　　　　　190

執筆者一覧
（執筆順）

青笹　克之	大阪大学名誉教授
都築　豊徳	愛知医科大学病院病理診断科
巽　光朗	大阪大学医学部附属病院放射線部
笹島ゆう子	帝京大学医学部病院病理部
桜井　孝規	京都大学医学部附属病院病理診断科
水木満佐央	大阪大学医学部附属病院化学療法部／血液・腫瘍内科
湊　宏	石川県立中央病院病理診断科
廣瀬　隆則	神戸大学大学院医学研究科地域連携病理学
相島　慎一	佐賀大学医学部病因病態科学診断病理学分野
新井　栄一	埼玉医科大学国際医療センター病理診断科
渡辺　みか	東北大学病院病理部
中塚　伸一	大阪国際がんセンター病理・細胞診断科
太田　一郎	奈良県立医科大学耳鼻咽喉・頭頸部外科
中井登紀子	奈良県立医科大学病理診断学
比島　恒和	がん・感染症センター都立駒込病院病理科
安藤　正志	愛知県がんセンター薬物療法部・臨床試験部
凍方　哲	堺市立総合医療センター病理診断科
村上　一郎	高知大学医学部病理学講座
安岡　弘直	大阪警察病院病理診断科
辻　洋美	大阪警察病院病理診断科
辻本　正彦	大阪警察病院病理診断科
金城　満	製鉄記念八幡病院検査部
下釜　達朗	製鉄記念八幡病院病理診断科
清澤　大裕	製鉄記念八幡病院病理診断科
高橋恵美子	愛知医科大学病院病理診断科

1章 序論

原発不明癌をめぐる新しい視座

原発不明癌とは

　癌の診断は視診，画像，内視鏡などで発見された病変部から採取された組織の病理診断による．単発病変の場合は病変の存在する臓器が原発巣として臨床的な対応がなされる．しかしながら，臨床現場では原発巣が確定できない症例に遭遇することが少なくない．癌と診断される症例の2〜9%の原発巣が不明（carcinoma of unknown primary：CUP）で，そのうち約80%を腺癌が占めるとされ，生前の原発巣探索の努力の甲斐なくCUPのままで死亡に至った症例を剖検で通常の方法で検討しても，原発巣が確（推）定できたのは全体の約1/4という報告がある．

　CUPはリンパ節転移で発見されることが多く，この場合は癌の組織型に基づいて推測される原発臓器を探すことになる．このほかに固形臓器に病変が発見され，原発か転移かの判断が困難な場合，体腔内の播種性病変や胸腹水で発症する場合がある．また，癌の既往の有無も探索方法に影響する 表1 ．具体的には4章「原発不明癌の背景」を参照されたい．

　最近，NUT（nuclear protein of the testis）midline carcinomaという予後不良（生存期間の中間値：6.7か月）の扁平上皮癌の存在が報告された．この腫瘍は体の正中部，特に頭頸部や縦隔に多く発生するが，いずれの臓器や組織にも帰属を求めることができない．NUT発現は精巣に限定されるため，免疫組織学的にNUT蛋白の発現を腫瘍細胞に確認することにより本疾患と診断できる．6章「症例提示」にて症例を示す．

従来の取り組み

　CUPは転移巣の発見を契機として診断される進行癌であるため，比較的最近までは消極的対応としての抗癌剤投与が主流であったが，副作用も強く，予後はきわめて不良であった．CUPの化学療法後の5年生存率は約10%と報告されている．

　従来より，原発巣の推定に種々の方法が用いられてきたが，位置診断としての画像，癌の特性を見きわめるための病理組織診断，癌のスクリーニングとしての血清学的検査（腫瘍マーカー），そして近年では病理形態像を補完するものとして免疫組織学的方法が広く導入されてきた（後述）．画像診断ではFDG PETが原発巣の同定に一定の役割を果たしているという報告がなされている．

免疫組織学

　腫瘍細胞の発現する分子を同定する有力な方法として精力的に研究がなされた結

表1 原発不明癌の発生状況と探索法

	原発不明癌の発生状況	探索のポイント
癌の既往なし	リンパ節 多臓器病変 体腔面	組織型の決定，画像所見，腫瘍マーカー 腫瘍細胞の免疫学的特性
癌の既往あり	リンパ節	再発か否か
	固型臓器	再発か原発か
	体腔面	再発か否か

表2 臓器癌の免疫組織学による鑑別

免疫染色プロファイル	推定(癌)臓器
TTF-1（＋）　CK7（＋）	肺癌
CDX2（＋）　CK20（＋）　CK7（＋）	消化器癌
GCDFP-15（＋）　あるいは mammaglobin（＋）　CK7（＋）	乳癌

果，多くの種類の抗体を用いた検討による原発巣の推定は感度，特異度ともに上昇してきた．cytokeratin（CK）7，20の発現パターンによる部位の推定，他の抗体の併用による原発臓器の推定方法が提案されている 表2．しかしながら，実際に免疫組織学的検討が原発巣の推定に有用であったのは約1/4の症例と報告されている．最近，細胞系列に特異的な転写因子の発現解析が原発巣の探索に有用であったとの報告もなされた．免疫組織学的手法は簡便かつ汎用性も高いことから，今後ともこの面の研究推進の必要性は高い．

遺伝子発現，変異解析

　これまで述べてきた手法では原発巣確（推）定の確率は低いこと，あるいは直ちに確定原発腫瘍に対する有効な治療法に結びつきにくかったことが，CUPに対する積極的な取り組みを妨げる要因となっていた．原発巣の確定は困難であり，確定しても予後の改善には結びつかなかったからである．このような状況のなか，最近になってCUPの遺伝子発現や変異解析が行われるようになった．遺伝子発現プロファイル解析による癌の診断の感度は約90％，特異度は99％と良好な結果を示すが，患者の予後との関連は低く，一層の研究が必要とされる．また，CUPに対する遺伝子発現プロファイル解析では30％の患者の原発巣は確定できなかったと報告されているが，組織学的・免疫組織学的解析よりは良好な結果であり，今後の研究の進展が期待される．

　次世代シークエンス法（next-generation sequencing：NGS）を用いて腫瘍由来のDNAを解析すると85〜96％の症例で治療法の選択指針となる遺伝子変異が検出される．この方法を用いて原発巣を推定して治療法を適宜選択することにより，数か月の生存期間の延長につながる．NGS，臨床データ，病理所見，血清マーカー，免疫組織学的所見を組み合わせることにより，確度の高い原発巣の確定と効果的な治

療法につながる可能性が高まるものと考えられる．

治療法の進歩

　分子標的薬の開発や抗癌剤の改良により，癌の薬物療法は進歩を示している．NGSにより判明した遺伝子変異に対する分子標的治療はCUPの腫瘍部位にかかわりなく有効と考えられ，高い汎用性が期待される．最近報告されたCUPの一例では遺伝子変異プロファイル解析の結果，258個の体性変異が検出された．EGFR（上皮成長因子受容体）チロシンキナーゼ阻害薬に感受性のあるL858R変異であることから，治療法の選択に有用な情報であると考えられた．さらに，CUPに対する分子標的薬アキシチニブの有効性も報告されている．最近，ホルモン感受性を示す転移性前立腺癌に対してホルモン除去療法のみでなく，ドセタキセルを用いた化学療法を併用したほうが有意に良好な予後を示すことが報告されている．このように転移性腫瘍に対する治療の選択肢は広がりつつある．

頭頸部原発不明扁平上皮癌の診断・治療の進歩

　頭頸部原発不明扁平上皮癌（squamous cell carcinoma of unknown primary：SCCUP）は頭頸部癌の1〜4％を占め，舌根あるいは扁桃に潜在性の小病変が見いだされることが多い．このため，2000年代に入るとSCCUPの原発巣探索のための扁桃摘出が行われ始めた．SCCUPはヒトパピローマウイルス（HPV）関連癌であることから，p16免疫染色とHPV-DNAの検出が診断の助けとなる．EBウイルス，HPVなどのウイルス関連癌はウイルス非関連癌に比べて感染因子に対する治療に良好な反応を示し，予後の改善が期待される．詳細は4章「頭頸部」に述べられている．

おわりに

　本書ではまず原発巣探索法の概略（2・3章）と臓器別での適用の実際（4章）を述べる．5章ではCUPに対する治療法選択についての最新の知見を整理して示す．CUPへの臨床的な対応の究極の目的は効果的な治療に基づく予後の改善に尽きることを強調しておきたい．

〔青笹克之〕

2章 基本的知識

原発巣探索法の現状

原発不明癌の概念

　原発不明癌とは，転移性悪性腫瘍であることが病理学的に証明され，治療開始前の十分な精密検査後でも原発巣が同定困難である病態を指す．その多くは上皮系腫瘍であり，肉腫や悪性リンパ腫などの間葉系腫瘍は対象外とすることが一般的である．比較的高齢者に発生することが多く，性差は少ないとされる．原発不明癌の発見部位や組織型はさまざまで，患者により異なる病態を示す．原発不明癌の多くは診断時から進行癌の状態で発見されることが一般的で，予後不良症例が多い．また，均一な病態でないことから，病期の進行，治療反応性などが大きく異なり，予後予測が非常に難しいのが現状である．原発不明癌はまれな病態ではあるが，すべての症例をあわせると成人固形癌の3～5%を占め，相当数の患者が存在しているのが現状である．

探索方法

　原発不明癌に特定の臨床症状はない．最も多い症状として，腹部膨満，腹部痛，下腿浮腫，発熱，全身倦怠感などがあげられる．多彩な部位に発見されるが，リンパ節，肺，肝，皮膚などが多い．最近では，別件での医療機関受診時の検査の際に，理学的もしくは画像的に原発不明癌が同定される症例も増加している．

　原発不明癌の主な探索方法としては，問診などの理学的検索，生化学的検索，画像的検索，病理診断による検索方法などがあげられる．

■年齢，性，既往歴，家族歴

　悪性腫瘍は既往歴および家族歴から原発巣が推定されることが多いので，注意深い問診が重要である．中高年以降の女性では乳腺の精査，男性ではPSA（prostate specific antigen）値の測定を行う必要がある．

■理学的所見による検索

　患者の主訴，臨床症状の発生時期から受診時点までの経過，身体症状および所見などから，原発巣の推定に関する情報を得る．血便や血尿の有無や触診（特に乳腺など）のような簡便な方法からでも重要な所見が得られる．また，原発部位からの症状が主訴である場合が少なくないので，正確な主訴の問診は重要である．原発不明癌の検索には注意深い問診が必須である．

■生化学的所見による検索

　原発巣探索に有用な腫瘍マーカーを含む血液検査や尿検査を行う．特に，α-fetoprotein（AFP），PSA，ProGRP（progastrin releasing peptide），hCGβ（human chorionic gonadotropin β subunit）など，原発もしくは疾患特異性の高い腫瘍マー

カーを含めた検索は重要とされ，広く用いられている．しかしながら，これらのマーカーは具体的な疾患が想定されていない症例においてはあまり検索されない．CEA（carcinoembryonic antigen），CA19-9，CA125，SCCなどはよく使用されるが，やや臓器特異性が乏しく，原発臓器同定は困難なことが多い．

■ 画像所見による検索

今日の原発不明癌の原発巣検索における画像診断の役割は非常に大きく，最も重要な情報を提供する検査方法の一つである．通常，最初にCTおよび（もしくは）MRIを用いた全身検索を実施する．血便症状がある場合には内視鏡を用いた精査，血尿症状がある場合には膀胱鏡による精査，不正性器出血症状がある場合にはコルポスコピーによる精査が，それぞれ重要な検索方法となる．症例によっては核医学検査（骨シンチグラフィやPET-CT検査）を行うことも望まれる．腫瘍が多数存在する部位や転移巣の分布パターンから，静脈およびリンパの流れを考慮して原発部位を推定することは重要である．腫瘍の分布は重要で，特定の疾患の同定に重要な役割を果たす（たとえば，肝転移巣を多数認める場合では消化管原発の，女性で頸部もしくは腋窩リンパ節が腫大する場合には乳癌原発の，縦隔もしくは後腹膜の体正中部中心に発生する症例では胚細胞腫瘍の可能性が疑われる）．その結果に基づいて，内視鏡，膀胱鏡，コルポスコピーなどを用いた精査が行われることも多い．後述する病理診断結果から原発が疑われる部位に関しては，同部位を中心にした詳細な画像検索が望まれる．

■ 病理診断による検索

原発不明癌の確定診断のためには，病理診断が必須である．胸水や腹水などを主訴として発症する原発不明癌では，体腔液細胞診もしくはそれらを利用したセルブロックによる診断も非常に重要である．癌の病理学的性状の理解は，原発巣検索のみならず治療奏効性の判断の面からもきわめて重要である．特に扁平上皮癌系および神経内分泌癌系では，原発臓器にかかわらず，ほぼ同一の治療法が選択される．したがって，扁平上皮系，腺上皮系および神経内分泌系の鑑別は重要である 表1 ．National Comprehensive Cancer Network（NCCN）によるガイドラインでは，扁平上皮癌，腺癌もしくは分類不明癌，神経内分泌系腫瘍（小細胞癌を含む）との3つの鑑別を最重要視し，その後に年齢，性別，病変の主座，腫瘍マーカーなどの所見をもとに原発巣の推定および治療方針の決定を行うことを推奨している．

注意すべき項目として胚細胞腫瘍と悪性黒色腫があげられる．胚細胞腫瘍は，治療の奏効性が期待される一方で，その可能性が想定されていない場合は診断に難渋することも少なくないのが現状である．画像所見の項目で述べたが，青年から中年の縦隔もしくは後腹膜正中部に発生する腫瘍では，胚細胞腫瘍の可能性を常に念頭に置く．悪性黒色腫は非上皮系腫瘍であるが，原発不明癌検索項目に含まれること

明確な方針もなく不必要に多数の免疫染色を行うと，例外的な染色結果により誤った診断がなされるか診断困難になることが少なくないのが現状である．免疫染色を行う際には，臨床情報および組織学的所見からある程度可能性を検討したうえで抗体を選択し，実施・検討することが望まれる．

表1 病理学的に鑑別すべき疾患項目

- 扁平上皮系腫瘍
- 腺癌系腫瘍
- その他の分類不明上皮系腫瘍
- 神経内分泌系腫瘍（小細胞癌を含める）
- 胚細胞腫瘍
- 悪性黒色腫
- 造血器系腫瘍
- その他の肉腫系腫瘍

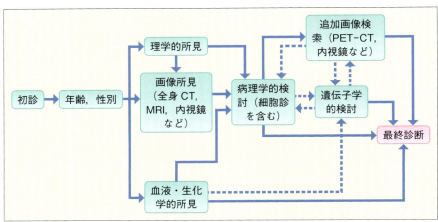

図1 原発巣検索の方法

が多い．以前は悪性黒色腫に対する効果的な治療法がなかったが，BRAF阻害薬や免疫チェックポイント阻害薬の登場で，予後の改善が期待できる状況となった．形態的に疑われる場合はもちろん，組織型の判断に迷う症例においても，後述する免疫組織学的検討を加えて，鑑別・診断することが望まれる．

免疫染色は，原発不明癌の検索には欠かすことができない重要な検討項目である．免疫組織化学の目的として，上皮系腫瘍とその他の腫瘍との鑑別は重要である（特に，造血器系腫瘍，肉腫系腫瘍，胚細胞系腫瘍，悪性黒色腫など）．上皮系腫瘍における免疫組織化学の役割として，原発巣と転移巣において腫瘍細胞の蛋白発現パターンがほぼ同一であるとの想定のもとに原発巣を推定することがあげられる．適切な免疫染色により，原発巣の同定が可能になる症例は多い（検討方法に関しては4章「総論—原発不明癌探索の基本的知識」参照）．上皮系腫瘍においても，免疫組織化学の結果は化学療法や放射線療法などの治療方針の決定に重要である．しかしながら，原発巣と転移巣の免疫組織所見が異なることは少なくない．したがって，単一の免疫組織所見に基づく診断は避ける必要がある．

■ 遺伝子異常の検索

遺伝子プロファイルを用いた検索も重要である．上皮系腫瘍特有の遺伝子異常はほとんどない．したがって，原発不明癌では遺伝子による検討は，原発不明癌の同定よりもむしろ治療法の検討に用いられることが多い．特に，近年急速に発達している次世代シークエンサーを用いた網羅的検索により，特定の遺伝子異常に基づい

た治療が有効となりうる遺伝子異常の情報が提供されてきている．最近では，マイクロサテライト不安定性陽性の原因とされるミスマッチ修復欠損症例のすべてに対し，免疫チェックポイント阻害薬であるペムブロリズマブの奏効性が報告され，遺伝子異常の検索の重要性が高まっている．その一方で，遺伝子プロファイルのみで決定した治療法では十分な治療成績が得られなかったとの前向き試験結果もあり，今後の検討が待たれるところである．

運用方法

　原発巣の検索はすべての検索方法を統合・理解することにより，はじめて可能となる．その概要を 図1 に示す．

（都築豊徳）

3章 探索法の実際

画像診断

　非侵襲的に全身を評価することが可能である画像検査は，原発不明癌診療のさまざまな局面において頻繁に用いられる．

　単純X線検査や超音波検査も原発不明癌の診断に寄与するが，本稿では，特にCT，PET，MRIについて解説する．

CT（computed tomography）

　初回評価では，頸部もしくは胸部から骨盤部までの範囲に関して，経静脈性ヨード系造影剤を用いたX線CTがほとんどの場合に用いられる．確立したエビデンスはないものの，米国 National Comprehensive Cancer Network（NCCN）のガイドラインやわが国の『原発不明がん診療ガイドライン』で初回評価の方法として推奨されている．

　CTからは明瞭かつ詳細な解剖学的・形態学的情報を得ることができる．また，撮像装置の進歩により，近年では非常に短時間（数十秒）で広範囲の撮像が可能となり，原発巣の検索のほか，病変の広がりやそのパターンの把握，生検部位の決定などに有用である．

PET（positron emission tomography）

　さまざまな悪性腫瘍において，ブドウ糖類似の放射性薬剤 ^{18}F-fluorodeoxyglucose（FDG）を用いたPET検査（FDG PET）の有用性が報告されている．悪性腫瘍では一般的にブドウ糖代謝が亢進しており，FDG投与後にPET撮像を行うと，陽性所見（異常集積）として描出されることを利用した検査である．

　PETにCTを組み合わせた一体型装置で撮像するPET-CTは，PETで異常集積のみられた部位に対する位置および形態の情報をCTから得ることができるため，非常に有用である．比較的短時間（20分程度）に全身のPET，CT，PET-CT融合画像の取得が可能であり，2000年代初頭の発表以降，急速に世界的に普及した．現在では，ほとんどすべての悪性腫瘍においてFDG PET検査が，PET-CT装置を用いて行われている（以下，特に断りのない限り，PET-CTもPETと表記する）．

　FDG PETは，悪性腫瘍の質的診断や病期判定，また，治療後の効果判定や再発診断になくてはならない画像検査となっている．原発不明癌の画像評価においても中心的な役割を果たしている．原発巣に加え，時に新規病変を検出する場合もある．しかし，NCCNのガイドラインでは，従来の画像検査法と比較した前向きの臨床研究が実施されていないためにFDG PETの厳密な役割は確立されていないとされ，ルーチンのスクリーニングへのFDG PETの使用は推奨していない．また，わが国

の『原発不明がん診療ガイドライン』でも，頭頸部原発不明癌，あるいは単一転移病変と考えられた症例では FDG PET は有用であるが，それ以外では，CT などで原発巣が検出できないときに限り有用であり，推奨度「弱」，エビデンスレベル「C」となっている．

　頸部以外のリンパ節転移を示す原発不明癌における最新のメタアナリシスによると，FDG PET による原発巣検出率は 40.9% であった．頸部リンパ節転移も含めた原発不明癌におけるメタアナリシスでは，FDG PET の検出率は 37% であり，頸部リンパ節転移の有無による検出率の差はなかったと報告されている．検出された原発巣としては，肺癌，中咽頭癌，膵癌が多かった．

　乳癌は，原発不明癌の原発巣として，PET 偽陰性となることが最も多いと報告されている．これは，サイズの小さな病変やブドウ糖代謝の軽微な病変は FDG PET で検出が難しいことによる．したがって，腋窩リンパ節転移の顕著な原発不明癌症例においては，マンモグラフィや乳腺超音波検査に加え，造影 MRI 検査も考慮すべきである．一方，肺や中咽頭には PET 偽陽性病変がしばしばみられる．肺炎や肺梗塞，肺血栓症，また，扁桃の炎症あるいは生理的集積が原因となっている．

　Breuer らは，初回評価時にリンパ節転移が比較的限局している症例は，広範なリンパ節転移を認める症例と比較して有意に生存率は高く，PET での原発巣の検出の有無と生存率には関連が認められなかったと報告している．

MRI（magnetic resonance imaging）

　高磁場における核磁気共鳴を利用した画像で，放射線被曝を伴わない．高コントラストの明瞭な組織像を得ることができるため，CT や PET に加え，局所の精査に用いられる．

　頸部リンパ節転移を呈する原発不明癌において，FDG PET-CT と造影 CT および MRI の組み合わせ（CT/MRI）との比較では，FDG PET-CT は 69% の原発巣検出感度であったのに対し，CT/MRI は 41% と MRI の有用性は低かった．しかし，通常の 1.5 テスラよりも高磁場の 3 テスラ装置を用い，さまざまな撮像シークエンスから成るマルチパラメトリック MRI と FDG PET-CT との比較では，両者の成績は同等であった．撮像範囲が限定される一方で，MRI では放射線被曝がない利点があり，今後の展開が期待される．

　ブラウン運動制限箇所をとらえる拡散強調画像は，異常部位の検出に有用であり，悪性腫瘍の原発巣および転移巣の検出にも利用される．拡散強調画像は全身評価にも応用され，FDG PET-CT の代替法として用いられている施設もあるが，FDG PET-CT を上回るデータは発表されていない．

　最近では PET に MRI を合体させた PET-MRI 装置も登場し，原発不明癌においても有用性が検討されている．FDG を用いた PET-MRI は PET-CT に比して原発巣の検出率が高いことが報告されているが，わが国において PET-MRI 装置の普及はいまだ進んでいない．

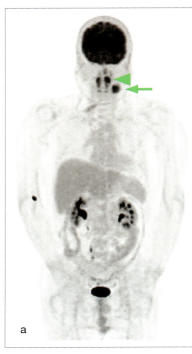
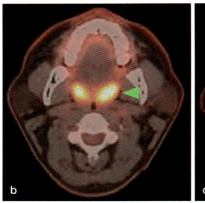
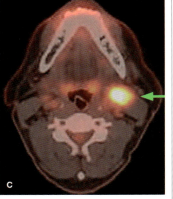

図1 症例1
a：FDG PET MIP（maximum intensity projection）像
b, c：FDG PET-CT 重ね合わせ水平断像

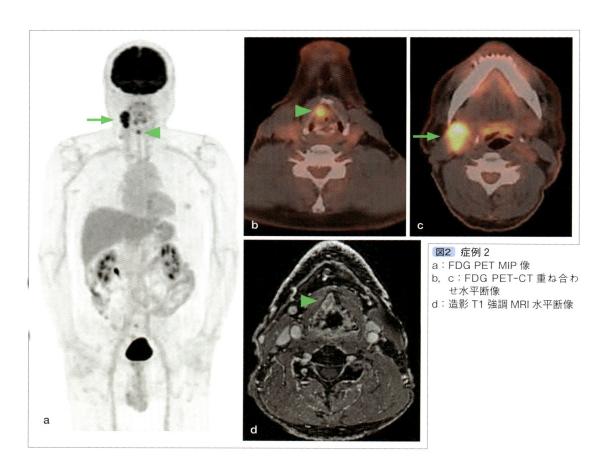

図2 症例2
a：FDG PET MIP 像
b, c：FDG PET-CT 重ね合わせ水平断像
d：造影 T1 強調 MRI 水平断像

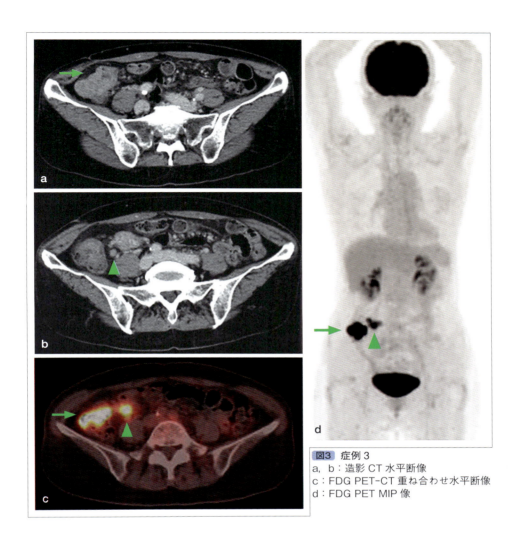

図3 症例3
a, b：造影 CT 水平断像
c：FDG PET-CT 重ね合わせ水平断像
d：FDG PET MIP 像

症例

症例1　40歳代，男性　図1

　左頸部リンパ節腫脹があり，生検を行ったところ，扁平上皮癌の転移であることが判明した．原発巣は不明であった．

　FDG PET-CT 検査を行ったところ，左頸部リンパ節 図1c➡ に加え，左口蓋扁桃 図1b▶ に対側よりも強い FDG 集積を認め，中咽頭癌を疑った．手術の結果，中咽頭癌であることが確定した．

症例2　60歳代，男性　図2

　右頸部リンパ節腫脹があり，生検を行ったところ，扁平上皮癌の転移との診断であった．甲状腺左葉の腫瘤の生検を行ったが，悪性病変は検出できなかった．

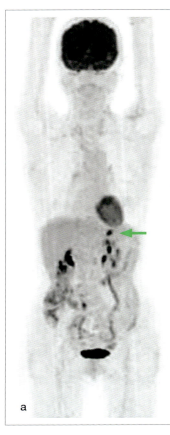
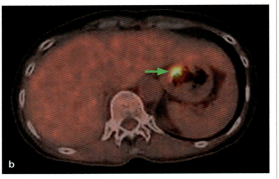

図4 症例4
a：FDG PET MIP 像
b：FDG PET-CT 重ね合わせ水平断像

　右声帯に白斑がみられたものの，原発不明癌の状態で FDG PET-CT 検査を施行した．右頸部リンパ節 図2c➡ に加え，右声帯 図2b▶ に異常集積を認めたため，喉頭癌を疑った．造影 MRI でも右声帯 図2d▶ に異常信号を認め，生検で喉頭癌を確認した．その後，化学放射線療法が行われた．

　転移病変から組織学的に確定した原発不明癌とは異なり，臨床の現場では，以下に述べる2症例のような腫瘍マーカー高値を呈する例が原発不明癌として扱われ，頻繁に画像検査の対象となっている．

症例3　60歳代，女性　図3

　腫瘍マーカー高値（CEA〈carcinoembryonic antigen〉47.2 ng/mL，CA19-9 288 U/mL）のため，近医で胃内視鏡検査を行ったところ，胃炎の所見であった．単純 CT では膵頭部腫大が疑われたが，責任病巣か否かは断定できなかった．

　その後，大学病院を紹介受診．造影 CT では上行結腸（回盲部付近）に壁肥厚 図3a➡ を認め，上行結腸が疑われた．近傍に腫大リンパ節 図3b▶ も複数みられ，多発リンパ節転移も疑われた．

　FDG PET-CT でも同様の所見が確認され，その後の手術で，盲腸癌，多発リンパ節転移の診断となった 図3c．

症例 4　60 歳代，女性 図4

　胃癌術後の経過観察中に，CEA の経時的な上昇があった．上部および下部消化管内視鏡検査を行ったが，悪性所見は検出できなかった．

　FDG PET-CT 検査では，胃小弯側に異常集積 図4b➡ を認めた．上部内視鏡検査を再検したところ，残胃癌であることが判明した．

（巽　光朗）

病理組織学的・免疫組織化学的特徴

　原発不明癌における病理組織診断の最終目標は，これらを特定の治療が可能な群とそうでない群に分けることである 図1．組織型を確定し原発巣を明らかにすることで，その臓器に発生する腫瘍の治療ガイドラインに則した治療を行うことができる．原発巣を明らかにできない場合でも，組織型が確定されれば，それに見合った治療が可能となる．必要に応じて，ドライバー遺伝子変異の検出を行い分子標的治療につなげることもできる．実践的には，HE染色標本にて観察される組織構築や，細胞形態を検討したうえで，組織型確定のためのマーカーおよび原発巣として頻度の高い臓器特異的マーカーによる免疫組織化学を適宜組み合わせて検索を進める．

　いたずらに原発巣探しに固執することは避けなければならず，臨床医と緊密な連絡を取り合って臨床情報をもとにした効率的な検索を行うとともに，臨床医が必要としている情報を順次迅速に提供していくことが効果的な治療につながることを強調しておきたい．

組織型の確定と原発巣の推定

　HE染色標本にて観察される組織所見から，上皮性か非上皮性か，上皮性であれば腺系，扁平上皮系，その他の組織型か，非上皮性であれば悪性リンパ腫，悪性黒色腫，その他の肉腫かなどを検討する．一般的には腺癌が最も多く，半数以上を占

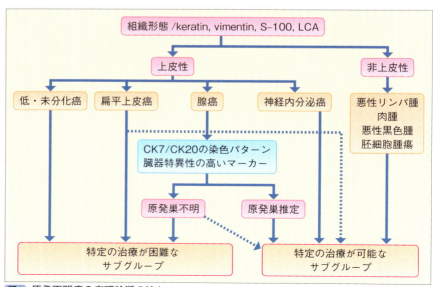

図1　原発不明癌の病理診断の流れ

めており，低分化あるいは未分化癌がこれに次ぐ．

分化がきわめて低く組織所見のみからの分類が困難な場合

上皮性か非上皮性か：基本となる免疫組織化学パネル

　pan-CK（AE1/AE3），vimentin，S-100，LCA（leukocyte common antigen）の免疫組織化学パネルが参考となる．一般的には keratin 陽性，vimentin 陰性であれば上皮性と考えられる．ただし，上皮性腫瘍のなかでも，類内膜腺癌，腎細胞癌などは vimentin も陽性となる場合があることが知られている．また，未分化癌ではしばしば keratin 陰性，vimentin 陽性が経験され，このような場合には鍍銀染色が有用であることがある．副腎皮質癌も上皮性マーカーが染まらないことで知られる代表的な癌であり，診断時には注意が必要である．

　S-100 を用いる最大の目的は，悪性黒色腫の除外である．身体中のほぼあらゆる部位から発生しうるという点と，しばしば上皮様形態を示し，特にメラニン色素が目立たない場合などに低・未分化癌の転移と誤認されることがあるためである．ただし，粘膜悪性黒色腫では，特に生検検体で S-100 陽性所見が得られないことがあり，状況的に疑われる場合には Melan A や HMB-45，MITF（microphthalmia-associated transcription factor）などを組み合わせる工夫も必要である．さらに，悪性黒色腫は時に keratin 陽性であること，逆に S-100 陽性となる上皮性腫瘍があることも知っておきたい．

　悪性リンパ腫もまた身体中のほぼあらゆる部位から発生しうる．特に，未分化大細胞型リンパ腫では，上皮様の形態を呈することがあるので低・未分化癌との鑑別がしばしば困難である．未分化大細胞型リンパ腫では時に LCA の染色性が弱くなることにも留意して検索を進める 図2 ．

腺系か扁平上皮系か：組織型確定に有用な上皮性マーカー

　組織形態あるいは基本パネルの結果から上皮性腫瘍であることが推定されたら，腺系か扁平上皮系か，あるいはどちらともいえない（低・未分化癌）かに分類する．ここでは，CK7 や CAM5.2 などの腺系マーカー，p40，p63，CK5/6 などの扁平上皮系マーカーが用いられる．CK7 は扁平上皮癌でも時に陽性となることから，p40 陽性をもって扁平上皮癌とするのが一般的である．p40 は尿路上皮癌でも陽性となるため，その可能性がある場合には尿路上皮癌（と乳癌）に特異的な GATA3 を加えて検討する．腺系，扁平上皮系の鑑別が困難な場合には無理に分類せず，先にあげた悪性リンパ腫，悪性黒色腫や，後述する胚細胞腫瘍，神経内分泌癌を慎重に除外した後に「低・未分化癌」と報告する．

　腺癌の場合には原発巣の推定はある程度可能であるが，扁平上皮癌および低・未分化癌の場合には臓器特異的な組織形態や免疫組織化学マーカーに乏しいため，原発臓器の特定が難しい．扁平上皮癌では，腫瘍の分布を考慮した外科切除または局所放射線照射により生存期間を延長できることがある．原発巣の推定に至らない低・未分化癌は，特定の治療ができない群に入るが，全身化学療法に対する感受性

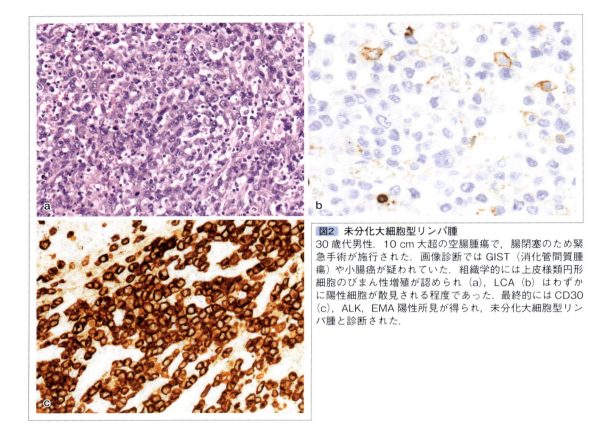

図2 未分化大細胞型リンパ腫
30歳代男性．10 cm大超の空腸腫瘍で，腸閉塞のため緊急手術が施行された．画像診断ではGIST（消化管間質腫瘍）や小腸癌が疑われていた．組織学的には上皮様類円形細胞のびまん性増殖が認められ（a），LCA（b）はわずかに陽性細胞が散見される程度であった．最終的にはCD30（c），ALK，EMA陽性所見が得られ，未分化大細胞型リンパ腫と診断された．

は比較的高いことが知られている．

考慮しておきたいその他の組織型

胚細胞腫瘍

　若年者の原発不明癌で，特に異型の強い大型核を有する腫瘍細胞から成る腫瘍をみた場合には，胚細胞腫瘍の可能性を忘れてはならない．原発は不明であっても胚細胞腫瘍に対する適切な化学療法がなされれば，比較的良好な治療効果を得られるからである．主な胚細胞腫瘍に有用な抗体を 表1 にあげる．若い男性の後腹膜リンパ節などに異型の強い細胞から成る腺腔構造や，未分化癌の形態を示す原発不明癌をみた場合，CD30陽性であれば胎児性癌が考慮される．出血壊死の強い腫瘍では絨毛癌が考慮され，hCGβ（human chorionic gonadotropin β subunit）の検索が有用である 図3 ．Oct-4は，胎児性癌，spermatocytic typeを除くセミノーマ（卵巣の未分化胚細胞腫も同様）に特異性の高い抗体である．

神経内分泌癌

　細胞構築などから神経内分泌分化がうかがわれる場合や，分化方向を特定できない癌の場合，神経内分泌マーカー（chromogranin A，synaptophysin，CD56など）

表1 主な胚細胞腫瘍と特異的マーカー

ほぼすべての胚細胞腫瘍	SALL4
セミノーマ	Oct-4, PLAP, C-KIT, D2-40
胎児性癌	Oct-4, CD30
卵黄嚢腫瘍	AFP, Glypican 3
絨毛癌	hCGβ

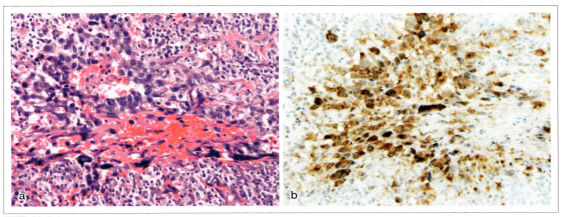

図3 絨毛癌
30歳代女性の腟腫瘤．当初原発不明未分化癌とされたものの，出血壊死が強くみられること（a）とhCGβ陽性所見（b）が決め手となって絨毛癌と診断され，化学療法が奏効した．

を用いて神経内分泌癌の可能性を検討する．特に低分化扁平上皮癌との鑑別が難しいことがあり，p40と神経内分泌マーカーを組み合わせて鑑別する．小細胞癌に準じた全身化学療法の適応が考慮される．

腺癌の場合

組織構築や細胞形態，免疫組織化学的検索から腺癌であることが確定できた場合，特徴的な構築を呈するものであれば原発巣候補をある程度念頭に置いたうえで表2，免疫組織学的検索を行う．

臓器特異性の高いマーカー

TTF-1（thyroid transcription factor 1）は，甲状腺を除けば肺原発腺癌（非粘液性）に特異的なマーカーとして知られ，原発不明癌の原発巣検索の際に汎用されている．肺腺癌は特に高齢者の原発不明癌の原因病巣として頻度が高く，常に候補としてあげておく．ただし，低分化な症例では肺原発であっても陰性となることが時に経験され，同じく汎用されるNapsin Aも同様である．Napsin Aは肺腺癌の80〜90％に陽性となるほか，腎細胞癌，卵巣明細胞癌でも陽性となる．TTF-1は肺原発小細胞癌でも85〜90％の症例で陽性となるが，肺原発以外の小細胞癌（子宮頸部や膀胱など）でも陽性になることがあるので，小細胞癌の原発巣検索には有用でない．

表2 組織構築から考慮される主な原発臓器

乳頭状	乳腺（乳頭腺管癌），肺，婦人科系（漿液性腺癌）
腺管形成性	消化管，胆，膵，肺，婦人科系（類内膜腺癌）
絨毛状	大腸
充実胞巣状	乳腺（充実腺管癌），肺
印環細胞	胃

扁平上皮癌は肺原発であっても通常 TTF-1 陰性である．

　GATA3 は，乳癌，尿路上皮癌で高率に陽性となる．腫瘍の発生頻度も考慮すると，男性の GATA3 陽性の原発不明癌のほとんどが尿路上皮癌であり，女性では乳癌か尿路上皮癌ということができる．後者の場合，アポクリン由来の組織に陽性を示す GCDFP-15（gross cystic disease fluid protein-15）や mammaglobin を組み合わせて鑑別する．

　CDX2，SATB2 は，十二指腸から直腸に至る腸管由来の腺癌に陽性を示す．胃，膵，胆道でも腸型腫瘍であれば陽性となり，卵巣粘液性腺癌，膀胱腺癌においても陽性となる．

　PAX8 は転写因子 paired box（PAX）family の 1 つで，甲状腺，腎，Müller 管由来の臓器の発生に重要な役割をなし，さらにそれらの臓器に生じた原発性腫瘍およびその転移先においても高い頻度で発現している．PAX8 は特に癌性腹膜炎で発症した原発不明癌の診断に有用と思われる．すなわち，この場合には消化器癌の腹膜播種，婦人科癌の腹膜播種，腹膜中皮腫などが鑑別にあがるが，PAX8 陽性所見が得られれば消化器癌や中皮腫は否定的となり，婦人科癌の可能性が強まる．さらに WT-1 陽性（漿液性腺癌）であれば，卵巣や卵管に原発巣が見つからなくても，後述する予後良好群であることが示唆される．

　NKX3.1，PSA（prostate specific antigen）は，前立腺に特異的なマーカーである．NKX3.1 は，分化度や治療の影響を受けにくいことで知られる．PSA では時に非特異的反応を経験することや，高異型度あるいはホルモン治療後前立腺癌で陰性を示すことがある．

CK7，CK20 の発現パターンを用いた原発巣の推定

　CK7 と CK20 の発現パターンは，報告によって多少のばらつきはあるものの，代表的な臓器（腫瘍）を 表3 に示す．

　CK7，CK20 の両者ともが陽性となるものの代表として，卵巣の粘液性腫瘍が知られる．その他，胃，胆膵道系，尿路上皮系があげられる．

　CK7 陽性，CK20 陰性は，肺，乳腺，婦人科系臓器（非粘液性），胃，膵，唾液腺など，多くの臓器原発腺癌でみられるパターンであり，原発巣を絞るにはさらに臓器特異性の高いマーカーを併用することになる．

　CK7 陰性，CK20 陽性のパターンは，結腸，直腸原発腺癌の多くで認められる．Merkel 細胞癌は CK20 のドット状陽性がよく知られており，CK7 は陰性であることからこのグループといえる．胃癌もこのパターンを示すことがある．

表3 主な臓器あるいは腫瘍のCK7, CK20の発現パターン（組織型の記載のないものは腺癌）

	CK7（＋）	CK7（－）
CK20（＋）	尿路上皮癌 卵巣（粘液性癌） 胃，膵	結腸，直腸 Merkel細胞癌 胃
CK20（－）	肺，乳腺 卵巣（漿液性癌，類内膜癌） 胃，膵，皮膚付属器癌，唾液腺 尿路上皮癌	前立腺 副腎（皮質癌） 腎細胞癌 肝細胞癌

表4 原発不明癌の予後良好群とその治療方針

予後良好群	治療方針
低・未分化癌，正中線上に病変が分布（縦隔，後腹膜リンパ節，肺転移），50歳未満の男性，hCGβ/AFPの上昇（性腺外胚細胞腫瘍）	Poorリスクの性腺外胚細胞腫瘍の治療
漿液性腺癌，女性，癌性腹膜炎のみ，CA125上昇	臨床病期Ⅲ期の卵巣癌に準じた治療
腺癌，女性，腋窩リンパ節転移のみ	腋窩リンパ節転移陽性の乳癌に準じた治療
腺癌，男性，PSA上昇，造骨性骨転移	進行性前立腺癌の治療
扁平上皮癌，頸部リンパ節転移のみ	頭頸部癌の治療（外科切除，放射線療法）
扁平上皮癌，鼠径リンパ節転移のみ	局所療法（外科切除または放射線療法）
低分化（高悪性度）神経内分泌腫瘍	小細胞肺癌の治療
高分化（低悪性度）神経内分泌腫瘍	カルチノイドに準じた治療

　CK7, CK20の両者とも陰性となる代表として前立腺癌があげられる．また，腎細胞癌，肝細胞癌，副腎皮質癌，および各種臓器の扁平上皮癌，小細胞癌，カルチノイドなどもこのパターンをとることが多いが，これらの多くはHE染色標本にて十分判定可能と思われる．

　なお，胃，膵を原発とする腺癌は，むしろ一定の発現パターンをとらないことでよく知られる．胃，膵とも臓器特異的なマーカーが知られていないこともあり，原発不明癌の原発巣候補として常に最後まで残ることになる．

原発巣推定に至らなくても特定の治療ができる群

　原発巣の推定に至らない真の原発不明癌であっても，特定の治療を行うことで生命予後の延長が期待される群が知られている 表4．

　女性の腹腔内に限局する漿液性癌は，現在ではいわゆる腹膜癌あるいは卵管采に由来する癌として認識されており，卵巣癌に準じた化学療法によって長期生存が得られることが多い．したがって，この群に入る可能性がある場合には，消化器癌や悪性中皮腫を除外するべく免疫組織学的検索を進める．腹膜生検が難しい場合には，腹水からセルブロックを作製し免疫染色を行うことも可能である 図4．

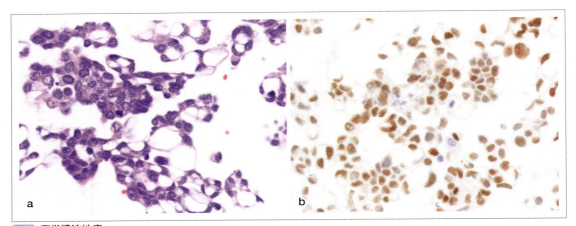

図4 卵巣漿液性癌
腹水貯留にて発症した原発不明癌症例．腹水細胞診検体から作製したセルブロック（a：HE 染色）にて calretinin および D2-40 陰性，WT-1 および PAX8（b）陽性所見より卵巣漿液性癌に準じた全身化学療法が施行された．

　女性の腋窩リンパ節に限局する腺癌，血清 PSA 上昇と造骨性骨転移を示す男性の腺癌は，それぞれ，乳癌，前立腺癌に準じた治療方針をとることで，延命効果が期待できる．ホルモンレセプターや HER2（human epidermal growth factor receptor type 2）などを組み入れた免疫組織学的検索を行い，治療的見地に立った情報を臨床医側に提供していくことが望まれる．

〔笹島ゆう子〕

細胞診

　細胞診が原発不明癌の原発巣推定を対象にすることは少ない．細胞診検体の多くが子宮頸部擦過や喀痰，自然尿といった剥離細胞診であり，乳腺や甲状腺などの実質臓器を対象に行われる穿刺吸引細胞診でも，出現細胞が対象臓器以外の腫瘍に由来することはきわめてまれである．もちろん，これらの臓器であっても他臓器からの転移の可能性がないわけではないが，比較的まれと考えてよい．

　それに比べ，腹水は腹腔が多くの臓器を包含しているため，悪性細胞が同定された段階で原発巣が不明なことはしばしばある．同様の状況は胸水でも起こりうるが，細胞集塊自体は腹水の場合と大きく異なることはない．

　体腔液中に癌細胞が同定された段階で，原発巣が不明な場合を「原発不明癌」とすると，それぞれの癌の典型的な出現パターンを知悉することが原発巣推定の近道であるので，まず種々の癌の典型的な出現パターンを述べた後に，いずれにもあてはまらず細胞診での原発巣推定が難しい場合についての対処法を述べる．

各種癌の典型的な出現パターン

腺癌

　腹水中に出現する癌の多くは腺癌であり，腺癌は原発臓器によって出現パターンに特徴がある．

■ ボール状集塊　図1

　わが国では以前から「マリモ状集塊」と表現されるが，結合性が良く集塊辺縁が平滑な球状の集塊を指す．乳癌の多くがこのパターンをとるが，大腸癌や肺癌，卵巣癌でみることも多い．基本的には腺管形成が明瞭な腺癌の多くが，このパターンで出現する．

■ 乳頭状集塊　図1～4

　集塊の形態が八つ頭状のものを指し，線維血管性軸の有無は問わない．乳頭状構造が大きい場合，採取法や標本作製法によっては線維血管性軸を認めることもあるが，乳頭状構造が小さい腺癌では間質を含む乳頭状構造が観察されることはほとんどない．卵巣癌，肺癌，甲状腺乳頭癌に多く，腹膜原発腺癌や腎癌，悪性中皮腫でみることもある．また，腺癌ではないが，尿路上皮癌でもしばしば出現する．

■ 孤立性・小型集塊　図5～7

　細胞間結合性が著しく低下し，個細胞性ないし数個程度の小型集塊が中心の腺癌で，腺管形成に乏しい癌に出現する．胃癌，膵癌，乳腺小葉癌が多いが，胆管癌や胆嚢癌，大腸癌でみることもある．細胞質内粘液は胃癌でみることが多い．

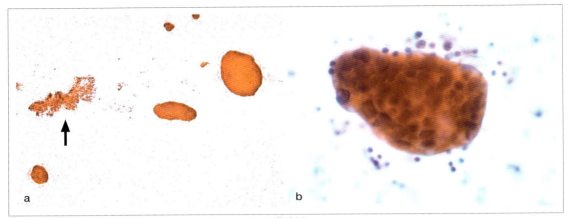

図1 大小のボール状集塊と乳頭状集塊（→）が出現した乳癌例
a：ボール状集塊は篩状胞巣を形成する腺癌に共通してみられる集塊で，胸腹水中に出現する癌のなかでは乳癌が最多であるが，大腸癌や肺癌で出現することも多い．
b：aの強拡大像．辺縁が平滑な重積集塊で，内部には腺管構造が見えることがある．

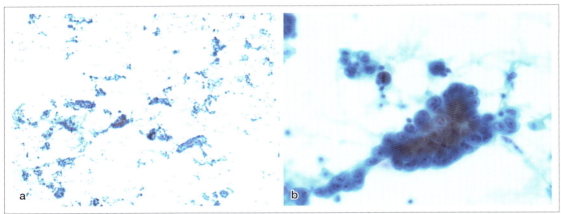

図2 結合性が緩い多数の乳頭状集塊（尿路上皮癌例）
a：「乳頭状」という表現は複数の枝分かれを示す細胞集塊に対して用いられることが多く，乳癌をはじめ乳頭状構造をとる種々の腺癌で認められる．尿路上皮癌が体腔液に出現することはまれで，本例のような乳頭状集塊で出現することもあれば，シート状や孤立性細胞として出現することもある．
b：aの強拡大像．乳頭状集塊のほとんどは腺癌だが，時に尿路上皮癌や扁平上皮癌でみられることがある．

扁平上皮癌

　原発巣を問わず，扁平上皮癌が体腔液に出現するパターンに大きな差異はみられない．
　非角化型の扁平上皮癌は，重積を示すボール状集塊として出現することが多い 図8．腺癌のボール状集塊と比較すると，集塊の中央部分での重積性が際立つ傾向がある．角化型扁平上皮癌が体腔液中に出現することはきわめてまれである．

小細胞癌

　肺癌以外の小細胞癌をみることはほとんどなく，重積性を示すボール状集塊として出現する．喀痰や気管支洗浄液でみるよりも，細胞のサイズは大きいことが多い

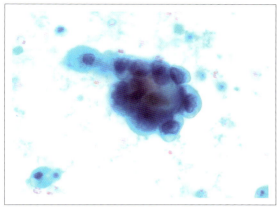

図3 卵巣明細胞癌の乳頭状集塊
このような集塊は中心部に管腔様構造がうかがえ，乳頭状か腺管状か判断が難しいことがある．集塊辺縁に細胞質が存在し，核が集塊中心部に偏在しているため，この集塊は乳頭状と解釈した．腹水に出現する異型の目立つ乳頭状集塊は女性であれば漿液性癌，明細胞癌が多いが，男性では膵癌や胆管癌，大腸癌が多い．

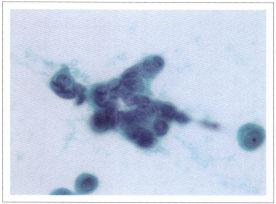

図4 膵神経内分泌腫瘍（NET）で出現した乳頭状集塊（液状検体）
膵NETが腹水中に出現するのはまれだが，本例では孤立性や乳頭状集塊として多数出現していた．膵NETの穿刺吸引細胞像は症例による形態的差異が大きく，本例のような鋳型様構築が目立つ場合，分化の低い腺癌と誤診される可能性がある．

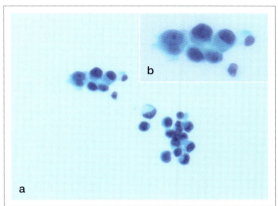

図5 胃の低分化腺癌で出現した結合性の緩い集塊
inset：強拡大像

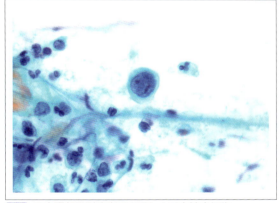

図6 子宮頸部胃型腺癌で出現した孤立性癌細胞
この細胞自体は胃癌で出現した 図5 よりも大きいが，図5 程度の細胞が出現することもある．

ものの，細胞質が乏しい点で小細胞癌と推測できる．小型集塊が観察できれば，推測は容易なことが多い．

癌に類似する悪性腫瘍

　紡錘形態を示す肉腫細胞が細胞診検体で観察されることはほぼないが，上皮細胞様の場合にはしばしば癌と紛らわしい細胞が出現する．

■ 悪性中皮腫

　胸膜の著しい肥厚や体腔液の高度の粘稠性といった臨床情報が非常に有用である．細胞自体の異型は比較的軽度のことが多く，細胞形態や出現パターンから中皮腫と推定できることもあるが，腺癌との区別が困難な場合は，免疫細胞化学的検討を必要とする．

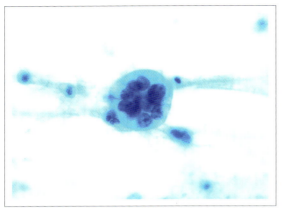

図7 子宮頸部胃型腺癌で出現した乳頭状集塊
核極性の乱れが目立たない高分化腺癌は胃型形質を示す腺癌でみられるほか，細胞質内に粘液を有する腺癌でもしばしば出現する．

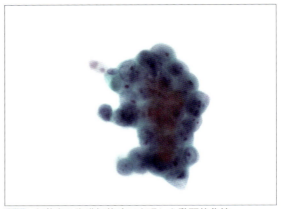

図8 食道癌の腹膜転移時に出現した乳頭状集塊
重層扁平上皮癌が体腔液中に出現する場合，集塊中央が厚ぼったいボール状の重積集塊を見ることが多いが，時にこのような乳頭状様の集塊を見ることがある．腺癌の乳頭状集塊と異なり，集塊中央に重積性が目立ち，集塊から突出する乳頭状構造は細胞の重なりが目立たないことが多い．

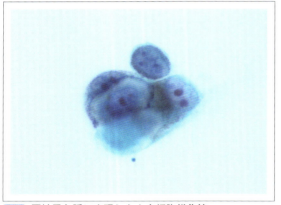

図9 悪性黒色腫に出現した上皮細胞様集塊
細胞質内メラニン顆粒の存在で黒色腫が推定できるが，黒色腫の細胞像はこの例のように細胞質が比較的薄い場合も，中皮細胞様に厚ぼったい場合もあり，症例による差異がかなり大きい．多くの症例で結合性はほとんどうかがえない．

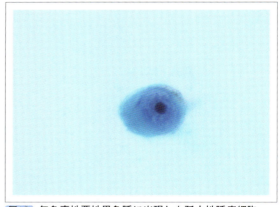

図10 無色素性悪性黒色腫に出現した孤立性腫瘍細胞
メラニン色素がみられない黒色腫細胞は分化の低い癌，中皮腫，反応性中皮細胞との鑑別が難しい．

■ 悪性黒色腫
　穿刺液の肉眼所見で黒みがかっていることが多いが，細胞像ではさほど目立たないことも多く，悪性中皮腫に類似している 図9, 10．

■ 悪性リンパ腫
　体腔液が初発ということは非常に少なく，臨床情報が助けになるが，結合性がみられない異型細胞の場合，常に可能性を念頭に置く．

■ その他の肉腫
　横紋筋肉腫などの肉腫も体腔液中に初発することはほとんどないが，臨床経過なしでは癌との区別はしばしば難しい．

原発臓器の推定が難しい場合

　すでに述べた典型的な集塊形態をとらない癌では，原発巣の推定は難しい．特に腺癌の場合，対象となる臓器がきわめて多いため，典型像にこだわらず広く鑑別診断を考える必要がある．免疫細胞化学を行う場合があるが，細胞診検体は枚数に限りがあることが多い．実際の免疫染色はセルブロックを作製して組織学的に行う場合が多いため，詳細は3章「病理組織学的・免疫組織化学的特徴」の項に譲りたい．

　細胞診は腺癌，扁平上皮癌，小細胞癌，肉腫，リンパ腫，黒色腫，中皮腫といった大枠の決定を目的とすることにあるように思うが，次世代シーケンサーが実用化しつつある昨今の情勢を鑑みれば，それ以上は原発臓器の特定よりも遺伝子異常を検索するほうが実際の治療選択には有効かもしれない．

（桜井孝規）

遺伝子診断

　原発不明癌診療においては，当該症例に対する適切な治療が行われているかどうか判断できない点が問題である．予後良好な原発不明癌例では，原発巣が推定され，その原発巣の癌に対する適切な治療が行えているものと考えられる．免疫組織学的な検討により，原発巣の推定は1/4程度の症例で可能ではあるが，多くの例で原発巣の推定は難しい．網羅的な遺伝子検査は，原発巣の推定が困難な例において，免疫染色を補完し，原発巣をより確実に推定できることが報告されている．また，近年のゲノム医療の進歩のなかで，治療標的となる遺伝子を見出す目的としても研究が進んでいる．さらに，これらの遺伝子異常の検討は，原発不明癌の成り立ち，なぜ原発巣が臨床的に認められないのかという問いにもいくつかの可能性を提示している．

　本稿では，主に原発巣の推定目的で検討されている messenger RNA（mRNA），microRNA（miRNA），メチル化DNAを用いた網羅的な解析の現状と，全ゲノム検査で示されている治療標的の研究について解説する．

mRNAマイクロアレイ，qRT-PCRを用いた原発巣の推定と原発巣に準じた治療の有効性

　DNAマイクロアレイを用いた遺伝子の網羅的発現解析による腫瘍の分類は，2001年以降より報告されてきた．まず，遺伝子発現パターンで腫瘍の分類が可能かどうかの解析が行われ，61〜92％の確率で分類可能であることが示された．マイクロアレイを用いた方法は，16,000〜30,000の遺伝子発現を解析するものであり，実臨床の現場では適用が難しいため，92種の遺伝子の定量的 RT-PCR（quantitative reverse transcriptase polymerase chain reaction：qRT-PCR）について報告がなされていた．臨床的に原発巣が確定している癌の転移巣をこの92-gene RT-PCRを用いて解析し，免疫染色（immunohistochemistry：IHC）による解析と比較した報告によると，92-gene RT-PCRでは79％の正確性で原発巣の同定が可能であるのに対して，IHCでは69％の正確性であり，原発巣の同定にはRT-PCR法が優れているとしている．さらに，IHC法では必要とした免疫染色の数によって，同定率が低下し，必要となった免疫染色の種類が1〜6種で79％，7〜9種で80％，9種以上で48％となるが，RT-PCR法では免疫染色の種類の数ごとにそれぞれ，81％，85％，69％といずれも同定率がまさっていた．多種類の抗体を用いた免疫染色が必要となるような特に診断の困難な例において，92-gene RT-PCRが有用であることが示されている．

　臨床的に原発巣が同定されない原発不明癌において遺伝子発現を用いた原発巣の推定が正しいかどうかについては，剖検で検証しない限り，確認できない．この課

題については，以下の方法で検討がなされている．遺伝子発現を用いた原発巣の推定が，①IHCで確定された唯一の原発巣と合致しているか，②IHCでは単一の原発巣が同定できなかったが，臨床像を含めて推定される原発巣に合致しているか，③偶然経過中に見つかった原発巣と合致しているか，によって解析されている．遺伝子発現パターンに基づいて推定される原発巣は，それぞれ上記の①〜③の定義で原発巣と推定される部位と，①40例/52例（77%），②26/35（74%），③18/24（75%）で合致し，遺伝子解析の方法が病理学的解析を補完しうる可能性が示唆されている．

　遺伝子解析により推定された原発巣に対する標準的治療を行うことで，原発不明癌の予後の改善が得られるかどうかについても解析が行われている．92-gene RT-PCRでの解析が可能であった原発不明癌例252例において，247例（98%）で原発巣の推定が可能であり，治療可能であった223例のうち，194例が推定される原発巣に対する治療を受け，生存期間中央値は12.5か月であった．推定原発巣の治療反応群は，治療不応性群に比して良好な予後を示している（13.4か月 vs 7.6か月）．原発不明癌のこれまでの経験的抗癌剤治療の成績は7.8〜11か月であることと比べると，遺伝子解析による原発巣の推定による治療は良好な成績を示していると考えられ，遺伝子解析での原発巣推定の意義を示している．

microRNA（miRNA）を用いた原発巣の推定

　miRNAは，20〜24塩基のタンパク質を作らないnoncoding RNAであり，標的となるmRNAの3′末端のuntranslated region（3′UTR）に結合し，当該mRNAのタンパク質への翻訳を阻害したり，当該mRNA自体を分解し，標的mRNAの作るタンパク質の発現を抑制している．逆に，発現を促進する場合も知られている．miRNAは，ゲノムデータベースから2,693種あることが知られており，これらは組織特異的に発現し，細胞・組織の分化に重要な働きを有している．それぞれの癌種においては特異的なmiRNAの発現の変化が認められる．たとえば，癌抑制遺伝子の発現抑制に働くmiRNAの発現増加が癌の発症，進展につながったり，増殖シグナル分子の抑制に働くmiRNAの発現低下により，シグナル分子が過剰に発現して，腫瘍増殖に関与している例などが報告されている．miRNAの網羅的な発現による癌の分類が可能であり，2005年の報告では，217種のmiRNAを用いて334例の症例の解析を行った結果，それぞれの癌種を臓器別に分類することができた．急性リンパ性白血病例では，その遺伝子異常に基づいた分類が可能であることを示している．特に未分化癌の分類においてはmRNA発現よりもmiRNA発現が，より的確に分類できる可能性が指摘されている．miRNAはmRNAよりも安定性が高く，ホルマリン固定標本においてもよく保存されているため，解析に有利である．このため，実臨床での適応を目指して，より少数のmiRNAでの発現による臓器別分類が可能かどうかが検討されている．原発巣の確定している癌83例および204例を用いた検証で，48種のmiRNAでそれぞれ89%および85%の正確性をもって分類が可能であった．実際に，原発不明癌74例において，IHCで原発巣の推定が可能であったのは65例で，そのうち55例（85%）は48種のmiRNAによる診断と合致した．IHCで原発巣推定が不可能であった9例のうち，7例はmiRNAによる原発巣の推定が臨

床症状と合致していた．現状では miRNA を用いた原発巣診断は，通常の臨床情報，IHC 診断にとって代わるものではないが，その情報を補完し，強化するものと考えられる．

エピジェネティック修飾，メチル化 DNA を用いた原発巣の推定

エピジェネティック修飾とは，DNA 配列の変化なく遺伝子発現を調整する方法で，最も頻繁に認められる変化は，DNA 塩基のシトシンの 5′ 末端にメチル基を付加するメチル化である．エピジェネティック変化は，RNA 転写の調節，DNA/タンパク質の結合，細胞分化，発生，ゲノムインプリンティングなどに関与している．癌では，健常組織よりもゲノム全体において DNA メチル化の低下が認められる一方で，癌抑制遺伝子の RB1，CDKN2A，VHL，BRCA などの遺伝子のプロモーター部位の CpG 領域では高メチル化を示し，癌抑制遺伝子の発現を抑制することで発癌に関与している．特定部位のメチル化の変化のプロフィールは，癌種特異的であるため，網羅的なメチル化の解析により，癌種の同定が可能である 表1．このゲノムレベルでのメチル化 DNA の解析，DNA-methylation fingerprint が，1,054 例のヒトの癌細胞の 1,505 の CpG 領域において行われ，24 種の癌ごとの特徴が同定可能であった．42 例の原発不明癌の解析では，原発巣の推定が 29 例（69％）に可能であり，そのなかで後の経過中に原発巣の判明した 9 例中 7 例において原発巣が合致していた．本研究をもとに，原発不明癌の解析を行うことを目的として 48,577 の CpG 領域の解析を可能とする EPICUP と称する，メチル化 DNA の網羅的解析を行う DNA マイクロアレイが開発された．まず，38 種の癌種を含む 2,790 例の検体を用いて EPICUP での解析を行い，分類アルゴリズムを確立し，有効性を 7,691 例の validation サンプルで行うと，99.6％の特異性と 97.7％の感受性，陽性的中率 88.6％の正確性で癌種の分類が可能であった．また，検体がホルマリン固定パラフィン包埋検体でも，凍結検体でも同一の結果を示しており，メチル化 DNA 配列が安定したものであることも確認されている．本解析を 216 例の原発不明癌に行い，188 例（87％）で 23 種の原発巣の推定が可能であった．経過中に原発巣が判明した 38 例のうち 33 例（87％）において推定原発巣は一致していた．メチル化 DNA を用いた原発不明癌解析は，きわめて有望な方法であると考えられる．

原発不明癌の網羅的ゲノム解析 表2

原発不明癌の原発巣を同定することで，対象となる癌に対してより有効な治療を行うこととともに，癌の生存，増殖に重要な遺伝子変異を解析し遺伝子変異特異的な分子標的療法を探索するため，原発不明癌に対して網羅的ゲノム解析が行われている．遺伝子パネルとして 47 遺伝子から 701 遺伝子を用いた解析結果が報告されているが，対象となっている原発不明癌の多様性もあり，それぞれの報告で異なる点もある．高頻度に変異の認められる遺伝子としては TP53，KRAS，CDKN2A が共通している．腺癌とそれ以外の癌を別々に解析した報告では，腺癌由来の例に ERBB2 増幅，EGFR 変異，BRAF 変異などレセプターチロシンキナーゼ/RAS シ

表1 原発不明癌の網羅的遺伝子検査

解析遺伝子	報告者	試験方法	腫瘍種類/患者数	遺伝子解析方法	予想的中率	比較対象	臨床効果
mRNA	Tothill, et al.	後方視的	14/13	マイクロアレイ（10.5K）解析	84%	臨床病理学的特徴	評価なし
	Tothill, et al.	後方視的	18/49	マイクロアレイ解析（29285遺伝子）	78%	免疫染色，原発巣の出現	評価なし
	Horlings, et al.	後方視的	10/38	495-gene マイクロアレイ解析	61%	臨床病理学的特徴	評価なし
	Varadhachary, et al.	後方視的/前方視的	6/104	qRT-PCR 解析	61%	臨床病理学的特徴	OSの改善
	van Laar, et al.	後方視的	30/13	495-gene マイクロアレイ解析	92%	臨床評価	評価なし
	Yoon, et al.	前方視的	15/38	2,000-gene マイクロアレイ解析	記載なし	記載なし	RR, PFS, OSの改善
	Greco, et al.	後方視的	30/149	92-gene qRT-PCR	70〜77%	臨床病理学的特徴，原発巣の出現	記載なし
	Hainsworth, et al.	後方視的	30/42	92-gene RT-PCR	54〜86%	臨床病理学的特徴	OSの改善
	Hainsworth, et al.	後方視的	30/252	92-gene qRT-PCR	記載なし	記載なし	RR, OSの改善
miRNA	Ferracin, et al.	後方視的	10/16	47microRNA マイクロアレイ	75%	臨床病理学的特徴	記載なし
	Varadhachary, et al.	前方視的	17/87	48microRNA マイクロアレイ	84%	臨床病理学的特徴	記載なし
メチル化DNA	Fernandez, et al.	後方視的	19/42	メチル化DNAマイクロアレイ（1,505CpG）	78%	臨床病理学的特徴	記載なし
	Moran, et al.	後方視的	38/216	メチル化DNAマイクロアレイ（EPICUP 485,512CpG）	87〜100%	臨床病理学的特徴，原発巣の出現，剖検	OSの改善

RR：response rate（寛解率），PFS：progression free survival（無増悪生存率），OS：overall survival（全生存率）．
（Moran S, et al. Precision medicine based on epigenomics：the paradigm of carcinoma of unknown primary. Nat Rev Clin Oncol 2017；14：682-94. をもとに筆者作成）

グナル経路の変異が高頻度に認められた（72%腺癌系 vs 39%非腺癌系）**表3**．一方，*MLL2*変異は非腺癌系には10%認められたが，腺癌系には0%であった．*ERBB2*や*EGFR*変異など，分子標的薬の治療対象となりうる遺伝子変異は，治療対象となりうるとの判定の差，パネルサイズの差で異なっており，13〜64%の例でFDA（Food and Drug Administration：米国食品医薬品局）などで承認された薬剤が適応となりうると報告されている．そのほかの変異についても，進行中の臨床試験への適応となりうるものもある．癌種を限定しない遺伝子変異をエントリー基準とした臨床試験であるbasket trialなどの試験の進展が期待される．

網羅的ゲノム解析は，組織検体のみでなくliquid biopsyと称される手法で血液中の循環腫瘍細胞由来DNA（circulating tumor DNA：ctDNA）に対しても検討され

表2 原発不明癌のゲノム解析

報告者	遺伝子数 (次世代シークエンサー)	症例数	パネルベンダー	遺伝子変異検出率	分子標的薬治療の可能性
Gatalica, et al.	592	389	Caris	記載なし (TP53：53.6%, KRAS：21.7%, ARID1A：13.5%)	約28%がimmune checkpoint inhibitorの適応
Varghese, et al.	341〜410	150	MSK	91%	30%
Subbiah, et al.	255	17	FMI	88%	65%が治療
Kato, et al.	54〜70	442	Guardant Health	80%	65%
Löffler, et al.	50	55	—	84%	15%
Ross, et al.	287	200	FMI	85%	13%
Gatalica, et al.	47	1,806	—	記載なし (TP53：38%, KRAS：18%)	記載なし
Tothill, et al.	701	16	—	75%	記載なし

FMI：Foundation Medicine, MSK：Memorial Sloan Kettering cancer center.
(Binder C, et al. Cancer of unknown primary-Epidemiological trends and relevance of comprehensive genomic profiling. Cancer Med 2018；7：4814-24. をもとに筆者作成)

ている．原発不明癌442例の患者から採取した血液10 mLからDNAを分離し，58〜70種の遺伝子を解析できるパネルを用いてゲノム解析を行った結果，442例中の353例にctDNA変異を検出し，290例（66%）に1つ以上の報告されている変異を認め，194例（43.9%）に2つ以上の変異を認めている．上述の組織検体を用いた解析と同様に，*TP53*（37.1%），*KRAS*（18.6%）が高頻度に認められ，それ以外に*PIK3CA*（15.4%），*BRAF*（7.5%），*MYC*（7.5%）変異を認めている．一例においてctDNA変異の治療に伴う変化を追跡した結果では，当初認めていた*MYC*，*JAK2*変異がシスプラチンを含む抗癌剤治療にて消失したが，その後*APC*，*NF1*，*KIT*，*AR*，*STK11*の変異が出現し，組織検体で後に*FGFR2-DDX21*融合遺伝子が検出されたので，パゾパニブを開始しシスプラチン治療を中止したところ，新規の変異は消失し，*MYC*変異が再度出現するという経過を示した．liquid biopsyにより治療効果を確認するとともに，増悪時の遺伝子変化を確認できた貴重な例であるが，侵襲的な検査を行うことなく，治療反応性，抵抗性の要因を知ることが利点である．今後の原発不明癌の臨床への応用が期待される．

おわりに

最近，10,000例の癌をメチル化DNA，mRNA，miRNA，タンパクアレイで分子クラスタリングすると，cell of originでクラスタリングされることが示された．このように，癌は腫瘍化による形質転換ののちも，原発臓器の性格を保持しているものであり，原発不明癌においても，原発巣が推定されている．一方で，原発巣よりも転移巣が臨床的に先行している点が，原発不明癌に共通した特徴であり，そこには原発不明癌の特異的異常が存在していることも確かである．各組織由来の癌のなかでの多様性の解明とともに，各臓器由来の癌と原発不明癌の関係性が明確となり，

表3 原発不明癌の遺伝子異常

原発不明腺癌遺伝子				原発不明非腺癌遺伝子			
TP53	55%	SMARCA4	5%	TP53	55%	KDM5C	5%
KRAS	25%	PBRM1	5%	CDKN2A	19%	CCND2	5%
CDKN2A	18%	NF1	5%	KRAS	12%	BAP1	5%
ARID1A	14%	MYST3	5%	MLL2	11%	ARID1A	5%
MYC	13%	IDH1	5%	RICTOR	9%	TSC2	4%
CDKN2B	13%	BRCA2	5%	RB1	9%	MSH6	4%
MCL1	10%	APC	5%	PIK3CA	9%	MET	4%
ERBB2	10%	RICTOR	4%	MYC	9%	MDM4	4%
SMAD4	10%	RB1	4%	CDKN2B	9%	ESR1	4%
PIK3CA	8%	MDM2	4%	STK11	8%	ERBB2	4%
EGFR	8%	LRP1B	4%	SMARCA4	8%	CTNNB1	4%
PTEN	6%	CCNE1	4%	PTEN	8%	CTCF	4%
BRAF	6%			MCL1	8%	CREBBP	4%
STK11	6%			LRP1B	8%	CCNE1	4%
ATM	6%			NOTCH1	7%	BRAF	4%
				FGF10	7%	BCL2L2	4%
				BRCA2	7%	ATR	4%
				APC	7%	ARID2	4%
				NCOR1	5%	AKT3	4%

(Ross JS, et al. Comprehensive genomic profiling of carcinoma of unknown primary site: new routes to targeted therapies. JAMA Oncol 2015;1:40-9. をもとに筆者作成)

ゲノム解析の進展とともに，原発不明癌の病態解明，治療の開発が進むことが期待される．

（水木満佐央）

4章 原発不明癌の背景
―― 転移部位別の探索の実際

原発不明癌に遭遇した場合，どのように対処するか

総論—原発不明癌探索の基本的知識

　原発不明癌はさまざまな部位に生じる．原発性腫瘍と異なり，組織学的特徴に臓器特異性が乏しいために診断に苦慮することが多い．しかしながら，臨床像および組織所見に原発部位を類推させる所見を認めることが少なくない．本章では原発部位を同定するうえで有用な所見もしくは検索すべき項目を述べる．

臨床所見

■ 好発年齢
- 中高年が多い．
- 若年発症例では家族性疾患の可能性を必ず考慮する．
- 若年から中年発症例では，胚細胞腫瘍や絨毛性腫瘍の可能性を考慮する 図1．

■ 臨床症状
- 多くは何らかの症状を呈することが多いが，特異的なものはない．
- 全身倦怠感，発熱，頭痛，疼痛，胸水，腹水，腹部膨満，上肢もしくは下腿浮腫などがあり，症状が多岐に及ぶことが多い．
- 偶発的に発見されることがある．
- 腫瘍随伴性症候群を伴うことがある．

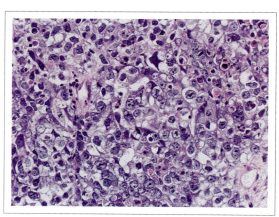

図1 後腹膜に発生した胎児性癌
40歳代後半の後腹膜に発生した胎児性癌．臨床的には原発不明癌とされていた．

原発部位の同定手順（臨床所見から）

1. 臨床情報を入手する

■ 既往歴
- 手術を含む過去の治療歴（治療内容にかかわらず）を必ず調べる（何年も経過して再発する症例がある．例：乳癌，甲状腺癌，副腎癌，腎細胞癌，卵巣腫瘍など）．
- 既往歴をそのまま信用しない 表1．

■ 主訴，身体所見
- 主訴のなかに原発臓器（もしくは部位）を示唆する所見が含まれることがある．
- 最も強い身体所見を示す部位が原発であることが少なくない（特に皮膚，外性器および泌尿器関連疾患）．
  例：強い皮膚瘙痒感を訴えるときには皮膚原発腫瘍，頻尿を訴えるときには膀胱癌および前立腺癌，臍部痛を訴えるときには尿膜管癌の可能性を考慮する必要がある．
- 血圧変動や血糖値異常がある場合には内分泌腫瘍の可能性を考慮する．
- 性ホルモン異常を示唆する所見を認める場合には性索間質細胞腫瘍の可能性を考慮する（特に女性）．

■ 性，年齢
女性
- 全年齢を通じて，常に乳腺および生殖器由来の可能性を考慮する．
- 若年から中高年では妊娠歴を確認する（絨毛性腫瘍の可能性を考慮する）．

表1 既往歴聴取の注意点

患者に正確な情報が伝えられていない（もしくは認識されていない）ことがある	例：卵巣性索間質細胞腫瘍および境界悪性病変（良性卵巣腫瘍と誤解されている場合がある） 手術の既往があるが，癌告知がなされていない
正確に病理診断がなされていない場合がある	例：子宮間質肉腫（"子宮筋腫"と誤認された可能性がある） 皮膚悪性黒色腫（"良性色素性母斑"と誤認された可能性がある） 甲状腺濾胞癌（"甲状腺腺腫""結節性甲状腺腫"と誤認された可能性がある）
病理診断が行われていない場合がある	例1：原発不明の腺癌において，以下の例では摘出された臓器に腫瘍が存在した可能性がある →"胆石"の臨床診断で採取された胆嚢の病理診断がなされていない（実際には胆嚢癌） →"虫垂炎"の臨床診断で，採取された虫垂の病理診断がなされていない（実際には低異型度虫垂粘液性腫瘍） 例2：原発不明の悪性黒色腫症例では，病変が"ほくろ"としてレーザー治療もしくは凍結治療が行われている場合がある

男性
- 若年から中高年では胚細胞腫瘍の可能性を考慮する．
- 40歳以上からは前立腺癌の可能性を考慮する．

■ 腫瘍マーカー
- CEA，CA19-9が高値の場合は消化器系の可能性を考慮する．
- CA125高値の場合には婦人科生殖器系の可能性を考慮する．
- SCC高値の場合には扁平上皮癌が生じる臓器（肺，頭頸部，子宮など）発生を考慮する．
- PSAが高値な場合には前立腺癌の可能性を考慮する（時に正常値を軽度に上回る程度の症例もある）．
- 絨毛性腫瘍マーカー（hCGβ，hPL），胚細胞腫瘍マーカー（LDH，hCGβ，AFP）の測定がなされている場合には，必ずそれに関連する病態の可能性を考慮する（臨床的に疑われている可能性が高いため）．

2. 画像診断を活用する

- 画像診断から示唆される所見はすべて検討する．
- 画像的に腫瘍が最も大きい，もしくは最も腫瘍の数が多い部位に着目する．
- リンパ節腫大が多数存在する場合，腫大したリンパ節の大きさとリンパ液の流れから，原発部位を推測する．

3. 腫瘍の存在部位に着目する

- 胸水が主体の場合：中皮腫および肺癌，女性の場合は乳癌の可能性を考慮する．
- 腹水が主体の場合：中皮腫の可能性を考慮する．女性では漿液性癌の可能性も考慮する．
- 腹水とリンパ節腫大の双方が顕著な場合には，消化器系腫瘍の可能性を考慮する．
- 病変部が正中部に集中する場合には，胚細胞腫瘍の可能性を考慮する．

病理所見

HEおよび特殊染色所見

病変が原発性病変か転移性病変かを鑑別する

■ 原発性病変を支持する所見
- 病変と既存組織との境界がやや不明瞭である．
- *in situ* 病変を認める．
- 腫瘍と既存の上皮成分とに連続性を認める．
- 腫瘍の中心部が既存の上皮成分に隣接して存在する．
- 病変が種々の形態を示す腫瘍細胞成分から構成される（多様性に富む）．
- 脈管侵襲が乏しい．

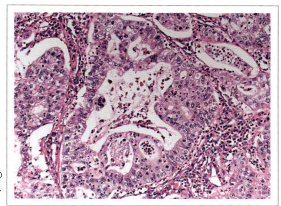

図2 扁平上皮癌の偽腺腔様構造
腺癌との鑑別の際には，中心部の壊死物質を分泌物と間違えないことが重要である．

■ 転移性病変を支持する所見

- 病変と既存組織との境界が明瞭である．
- *in situ* 病変を認めない．
- 腫瘍と既存の上皮成分とは不連続である．
- 腫瘍の中心部が既存の上皮成分と離れた部位に存在する．
- 病変が均一な腫瘍細胞成分から構成される．
- 脈管侵襲が高度なことが多い．

扁平上皮癌かそれ以外の癌腫かを鑑別する

- 扁平上皮癌：原発巣はほぼ肺，頭頸部，皮膚，肛門周囲，子宮頸部，外陰部などに限定される．
- 腺癌を含むその他の上皮系腫瘍：原発部位は多数考慮する必要がある．
- 扁平上皮癌でも中心部壊死組織が"腺管構造"と誤認されることも少なくないので注意が必要である 図2．

腺癌の増殖パターンおよび構成細胞から鑑別する 図3

- 増殖パターンや構成細胞と原発部位には関連性がみられる．

■ 腺管形成型 図3a

- 肺癌
- 乳癌
- 膵癌
- 胆管癌
- 肝癌
- 前立腺癌
- 子宮内膜癌
- 子宮頸管腺癌

診断のポイント　HE染色所見で鑑別を十分に行うことにより，免疫染色の的を絞る．免疫染色に頼りすぎると，鑑別対象が広範になり，診断が困難になることが少なくない．予期しない免疫染色結果を過信すると，誤診に至る危険性が高くなる．迅速かつ正確な診断を行ううえで，HE染色所見はきわめて重要である．

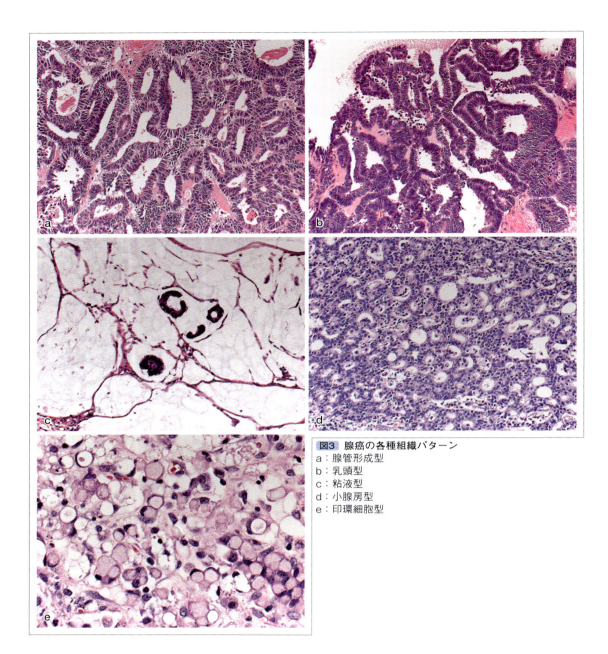

図3 腺癌の各種組織パターン
a：腺管形成型
b：乳頭型
c：粘液型
d：小腺房型
e：印環細胞型

■ 乳頭型 図3b

- 甲状腺癌
- 子宮内膜癌
- 肺癌
- 卵巣癌
- 乳癌
- 腎癌
- 膵癌

■ 粘液型 図3c

- 胃癌
- 大腸癌
- 卵巣癌
- 乳癌（まれ）
- 膵癌
- 肺癌（まれ）

■ 小腺房型 図3d

- 前立腺癌
- 甲状腺癌
- 膵癌

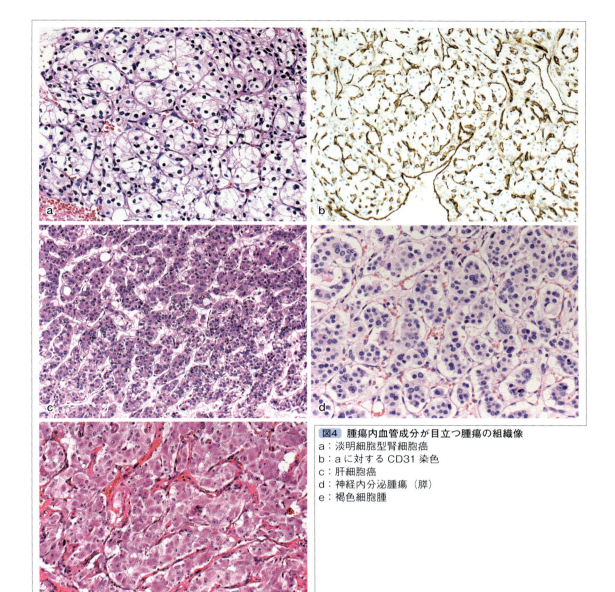

図4 腫瘍内血管成分が目立つ腫瘍の組織像
a：淡明細胞型腎細胞癌
b：aに対するCD31染色
c：肝細胞癌
d：神経内分泌腫瘍（膵）
e：褐色細胞腫

・唾液腺癌　　　　・卵巣腫瘍（性索間質細胞腫瘍）

■ 印環細胞型　図3e

・胃癌　　　　・乳癌（小葉癌）　　　　・膵癌

腫瘍内血管成分（もしくは洞様構造）が目立つ腫瘍　図4

- 腫瘍細胞のみならず，腫瘍の構築に着目することが鑑別には重要となる．
- 腫瘍内血管成分（洞様構造）が目立つ代表的腫瘍
  ・腎細胞癌（淡明細胞型腎細胞癌）図4a, b
  ・肝細胞癌　図4c

- 神経内分泌腫瘍（褐色細胞腫を含む）図4d
- 副腎癌（褐色細胞腫）図4e

腫瘍細胞胞体内に粘液成分を含有する腫瘍

- PAS および alcian blue 染色で腫瘍細胞胞体内の粘液成分を検討する．
- 胞体内に粘液を含有する原発性腫瘍
  - ・消化管　・胆道　・膵
  - ・子宮頸部　・卵巣
- 小細胞癌の場合，原発検索は不要である（原発部位にかかわらず治療方法は同じであるため）．

免疫組織化学

総論

- 免疫組織化学は原発巣の同定に有用な情報をもたらす．
- 数多くの例外が存在するため，誤診の原因になることも少なくなく，診断の際には注意が必要である．
- 診断に際して認識しておくべき各抗体の特性と限界を認識することが必要である．

各論

■ 扁平上皮癌とそれ以外を鑑別する

- p40，p63，34βE12，CK5/6 染色を行い，いずれかが陽性所見を認めた場合には扁平上皮癌もしくは尿路上皮癌の可能性を疑う．
- 上記の抗体がすべて陰性の場合には，扁平上皮癌および尿路上皮癌の可能性は否定的である．

■ CK7，CK20 染色による検討　表2（p.23 参照）

- cytokeratin（CK）は 20 種類存在し，その発現パターンは原発巣同定に有用である．
- CK7 と CK20 の陽性パターンは，腫瘍の原発部位の同定に有用である．
- CK7 と CK20 の陰性パターンにより，腫瘍の原発部位の除外もできる　表2．

表2　CK7，CK20 染色パターンから除外可能な原発臓器（確率95％以上）

CK7 陽性，CK20 陽性	CK7 陰性，CK20 陽性
神経内分泌腫瘍（カルチノイド），胚細胞腫瘍，頭頸部・食道扁平上皮癌，肝細胞癌，肺小細胞癌・扁平上皮癌，非粘液性卵巣癌，腎細胞癌，悪性中皮腫	乳癌，肺神経内分泌腫瘍，胆管細胞癌，食道扁平上皮癌，胚細胞腫瘍，ほぼすべての肺癌，肝細胞癌，卵巣癌，膵腺癌，腎細胞癌，尿路上皮癌，子宮内膜癌，悪性中皮腫
CK7 陽性，CK20 陰性	**CK7 陰性，CK20 陰性**
大腸・直腸癌，粘液性卵巣癌，セミノーマ，卵黄嚢細胞腫	乳癌，胆管細胞癌，肺腺癌，卵巣癌，膵腺癌

■ CK と vimentin の共発現を検討する 表3

- 分化度が高くても，CK と vimentin が共発現する上皮性腫瘍がある．
- 共発現する腫瘍は少数であることから，原発部位の同定に有用である．
  注：低分化（特に脱分化）な上皮性腫瘍にはこの原則は適応しない．

■ 腺上皮腫瘍と CEA の染色結果を組み合わせる 表4

- 腺上皮腫瘍と CEA の染色結果は簡便で，病変の推定が容易となることがある．

表3 cytokeratin および vimentin がともに陽性になる上皮細胞腫瘍

高頻度に陽性（ほぼ 100％）
・淡明細胞型腎細胞癌
・副腎皮質癌
・筋上皮癌
・悪性中皮腫
・癌肉腫（臓器とは無関係）
・紡錘形癌（臓器とは無関係）
しばしば陽性（約 50％）
・卵巣漿液性癌
・甲状腺癌（乳頭癌）
・子宮内膜癌
・乳癌（高異型度のみ）

表4 CEA と上皮細胞腫瘍

高頻度に陽性
・消化管腺癌
・膵癌
・胆道および胆嚢癌
・乳癌
・肺癌
・子宮頸管腺癌
・肝癌（ポリクローナル抗体のみ）
ほぼ陰性
・卵巣漿液性癌
・腎癌
・子宮内膜癌
・前立腺癌
・副腎皮質癌
・悪性中皮腫

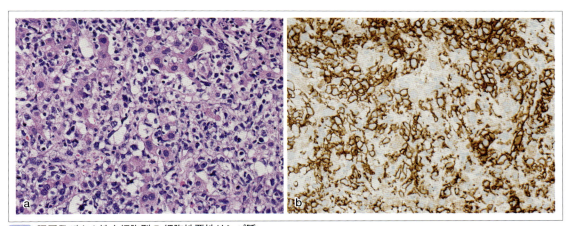

図5 肝原発びまん性大細胞型 B 細胞性悪性リンパ腫
HE 染色標本（a）では上皮様の所見を示すが，CD20 免疫染色（b）では陽性所見を示すことから上記診断となる．上皮様の形態を示しても，悪性リンパ腫の除外は必須である．

原発不明癌の診断に際し，悪性黒色腫，悪性リンパ腫などの造血器系腫瘍，軟部腫瘍の可能性を除外することは最重要項目である．免疫染色を用いて，これらの疾患を確実に除外する必要がある 図5（悪性黒色腫除外には S-100 や SOX10 など，造血器系腫瘍除外には LCA，CD43 などを用いる）．

表5 臓器特異度が高い抗体

抗体名	腫瘍	陽性部位
TTF-1	肺癌, 甲状腺癌	核
PAX8	腎癌, 甲状腺癌, 卵巣癌（漿液腺癌）	核
PAX2	腎癌	核
CDX2, SATB2	大腸癌	核
estrogen receptor（ER）	乳癌, 卵巣癌, 子宮内膜癌	核
progesterone receptor（PgR）	乳癌, 卵巣癌, 子宮内膜癌	核
GCDFP-15	乳癌, 皮膚付属器癌	細胞質
mammaglobin	乳癌, 皮膚付属器癌	細胞質
GATA3	乳癌, 尿路上皮癌, 皮膚付属器腫瘍, 唾液腺導管癌	核
D2-40	悪性中皮腫, セミノーマ	細胞膜
calretinin	悪性中皮腫, 性索間質細胞腫瘍, 副腎皮質癌	細胞質
WT-1	悪性中皮腫, 卵巣癌（漿液性癌）, 性索間質細胞腫瘍	核（性索間質細胞腫瘍では細胞質）
SF-1	性索間質細胞腫瘍	核
Glypican 3, arginase 1, Hep-Par1	肝細胞癌	細胞質
PSA	前立腺癌	細胞質
NKX3.1	前立腺癌	核
androgen receptor（AR）	前立腺癌, 皮膚付属器腫瘍, 唾液腺導管癌	核
S-100	悪性黒色腫, MPNST	細胞質, 核
SOX10	悪性黒色腫, MPNST	核
Melan A	悪性黒色腫, 副腎皮質癌	細胞質
p40, p63	扁平上皮癌, 尿路上皮癌	核
34βE12, CK5/6	扁平上皮癌, 尿路上皮癌	細胞質

MPNST：malignant peripheral nerve sheath tumor

■ 臓器特異度が比較的高い抗体を組み合わせる 表5

- 比較的臓器特異度が高い抗体が使用可能である.
- 感度が高い抗体は特異度が低い.
- 特異度が高いとされる抗体でも, 例外は少なくない.
- HE染色標本での鑑別診断が十分行われ, 目的を明確にし, その限界を理解したうえで, 免疫染色を行う.
    注：目的が絞れていない免疫染色は混乱を招くのみであるので, HE染色での診断を重要視し, その乱用は控える.

セルブロック，細胞診検体の利用

- 体腔液が著明であるにもかかわらず，画像的に腫瘍が同定困難な症例がある．
- 体腔液が顕著で，胸腔もしくは腹腔内から腫瘍病変の採取が困難な症例がある．
- 時に心囊水の貯留が顕著な症例がある．
- 体腔液からセルブロック（cell block）作製が原発巣の同定に有用である．
    - セルブロックからHE染色のみならず特殊染色，免疫染色が可能である 図6．
    - さらに，保存条件次第では遺伝子解析も可能である．
    - 腹膜癌や悪性中皮腫の診断の際には特に有用な検索方法である．
- 細胞診（特に液状細胞診）も原発巣同定に有用である．
    - 細胞診を用いた免疫染色が有用となることがある．
    - 核に陽性所見を示す抗体を使用すると判定が容易である 図7 表6．

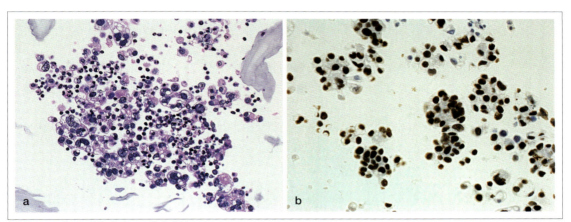

図6 セルブロックによるHE染色標本
漿液性腺癌が腹膜播種した症例より，腹水から作製したセルブロックによるHE染色標本（a）およびPAX8免疫染色標本（b）．HE染色からは高異型度の腫瘍であること，PAX8陽性であることから，漿液性癌の可能性が推定可能となる．

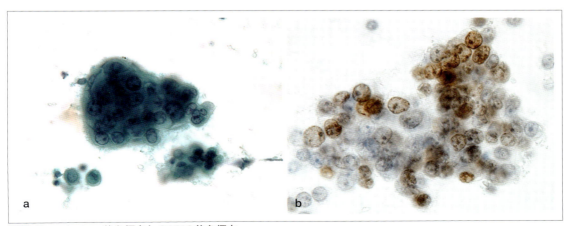

図7 Papanicolaou染色標本とGATA3染色標本
尿路上皮癌（膀胱癌）の既往歴がある男性患者の胸水から作製したPapanicolaou免疫染色標本（a）およびGATA3免疫染色標本（b）．GATA3陽性所見より，尿路上皮癌由来であることが推定可能となる．

表6 細胞診検体に有用な抗体

組織型	抗体名	組織型	抗体名
肺腺癌	TTF-1	卵巣癌（漿液性腺癌）	WT-1, PAX8
扁平上皮癌	p40	子宮頸癌，内膜癌	PAX8
甲状腺癌	PAX8, TTF-1	中皮腫	calretinin, WT-1
腎細胞癌	PAX8	前立腺癌	NKX3.1
乳癌	GATA3	肝細胞癌	Glypican 3
尿路上皮癌	GATA3	悪性黒色腫	SOX10
大腸癌	CDX2		

＊免疫染色の注意点
- 低分化もしくは脱分化・未分化な癌での有用性は低い．
  - 低分化な腫瘍では本来の形質が失われていることは少なくない．
  - 予期しない免疫染色結果になることがしばしばある．
  - 臨床所見や他の所見と著しく異なる免疫染色結果の場合，その結果は重視しない．
- 治療後の症例では本来の形質が失われていることがある．
  - 化学療法や放射線治療後では，腫瘍細胞の本来の形質が失われていることがある．
  - 例として
  → ホルモン治療に抵抗性を示す前立腺癌ではPSAが陰性化する．
  → 抗ホルモン療法後の乳癌ではestrogen receptor（ER）が陰性化する．
  → CD20陽性B細胞リンパ腫はリツキサン®を含む化学療法後にCD20が陰性化することがある．このためリツキシマブ使用後の症例にはCD20に加えてCD79a（もしくはCD19）の発現も調べる．
- 免疫染色の結果を鵜呑みにせず，既往歴に十分注意して，診断を行うことが必要である（ピットフォールの存在には常に注意する．診断に際して，少数の抗体に頼らない）．
- どのような抗体でも例外的に陽性もしくは陰性所見を示す場合がある．
- "特異的"とされる抗体でも，少数の染色結果のみに頼ると，誤った結論となることがある．
- 診断を肯定するおよび否定する所見を複数確認した後に，診断を行うべきである．

（都築豊徳）

肺・胸腔

疾患の概要

- 肺は，肝と並び転移の最も多い臓器であり，全身臓器からの転移がみられる．
- 約25％は肺内にのみ転移が認められる．
- 胸膜転移症例（播種）は，肺癌の頻度が最も高い．

臨床所見

■ 好発年齢
- 高齢者に多いが，小児から認められる．
- 若年成人では，乳癌や胃癌，頭頸部癌，肉腫などの比率が高くなる．
- 小児や若年者では，骨軟部肉腫や胚細胞性腫瘍，腎芽腫などの比率が高くなる．

■ 臨床症状
- 肺実質内への転移では，無症状のことが多い．
- 気管支壁や内腔に転移した場合は，咳嗽，喀血，呼吸困難，発熱，肺炎などを認めることがある．
- 胸膜転移（播種）では，胸痛や呼吸困難，胸水などを認めることが多い．
- 多数の腫瘍塞栓や大型の血管に塞栓を有する場合には，梗塞や肺高血圧症を伴うことがある．

■ 部位
- 気管
- 肺内，気管支内
- 胸膜，胸壁

原発部位の同定手順（臨床所見から） 表1～3

1. 臨床情報を入手する

■ 既往歴
- 過去の腫瘍の治療歴および手術歴をすべて調べる．
- 内膜間質肉腫など低悪性度の腫瘍では，10年以上経て転移がみられることがあるので，長期にわたる病歴を確認する．
- 悪性黒色腫の転移では，ほくろとして切除された場合もあるので，患者に手術歴

表1 画像あるいは腫瘍増殖形態による代表的な原発巣

肺内大結節	消化器癌，肉腫
多発微小結節	甲状腺癌，前立腺癌，膵癌，悪性黒色腫
単結節	腎癌，乳癌，大腸癌，尿路上皮癌，悪性黒色腫，骨肉腫
空洞形成	扁平上皮癌（頭頸部，子宮など），大腸癌
嚢胞状	肉腫（血管肉腫，内膜間質肉腫，平滑筋肉腫，隆起性皮膚線維肉腫など）
癌性リンパ管症	肺癌，乳癌，胃癌，膵癌，大腸癌，前立腺癌，卵巣癌，甲状腺癌，絨毛癌，子宮癌
気管支内腫瘤	乳癌，腎癌，大腸癌，悪性黒色腫，肉腫，胃癌，頭頸部癌
肺梗塞	腎癌，胃癌，肝細胞癌，血管内膜肉腫，骨肉腫，軟骨肉腫
びまん性肺胞出血	血管肉腫，絨毛癌
胸水，胸膜播種	肺癌，乳癌，卵巣癌，胃癌，膵癌，胆道癌，悪性リンパ腫，前立腺癌，子宮癌
気胸	骨肉腫
血胸	血管肉腫
肺胞腔内増殖型	乳癌，腎癌，肝細胞癌
肺胞上皮置換型	肺癌，大腸癌，乳癌，卵巣癌，膵胆道癌，甲状腺癌，悪性中皮腫
肺内間質増殖型	肉腫，悪性リンパ腫，扁平上皮癌（肺，頭頸部，食道，子宮，肛門，陰部，皮膚など）
白血病型	乳癌，小細胞癌，横紋筋肉腫，悪性黒色腫，悪性リンパ腫
肺腫瘍塞栓性微小血栓症（PTTM）型	胃癌，肺癌，乳癌，大腸癌，卵巣癌，前立腺癌，肝細胞癌，膵癌，胆道癌，子宮頸癌，肉腫
大血管塞栓型	腎癌，肝細胞癌，肉腫

表2 原発あるいは転移をより示唆する所見

原発をより示唆	転移をより示唆
胸膜嵌入像	境界明瞭
中心部瘢痕	多発
腫瘍周囲の線維化	気管支内非扁平上皮癌
腫瘍内炭粉沈着	石灰化
上皮内病変	主に脈管内に存在

上記所見はいずれも絶対的な所見ではない．

表3 癌と悪性中皮腫との鑑別に有用なマーカー

癌を支持するマーカー	悪性中皮腫を支持するマーカー
CEA	calretinin
EpCAM（Ber-EP4, MOC31）	WT-1
claudin-4	Podoplanin（D2-40）
MUC4	CK5/6
p40（扁平上皮癌）	
TTF-1（肺腺癌，甲状腺癌）	
Napsin A（肺腺癌，明細胞癌，腎細胞癌）	

注：両者に特異的な単抗体はない．

がないか確認が必要である．

■ 主訴，身体所見

- 胸腔以外に症状がないか確認する．
  例：血性乳汁分泌や血尿，頻尿，性器出血，尿閉，下血などがないか確認する．必要に応じて，乳房触診，直腸診，婦人科内診などを行い，乳癌，子宮癌，直腸癌，前立腺癌などの可能性を検索する．
- 体表所見の異常やリンパ節腫脹がないか確認する．
  例：皮膚癌，血管肉腫，悪性黒色腫などを疑う所見がないか確認する．唾液腺の腫脹がないか確認する．
- リンパ節腫脹が，左鎖骨上窩（Virchowリンパ節）にもみられれば，腹腔内臓器原発の可能性が高い．上頸部リンパ節にも腫脹があれば，頭頸部腫瘍の可能性を考慮する．腋窩リンパ節にも腫脹がみられれば，乳腺や肺，上肢由来の腫瘍の可能性を考慮する．鼠径リンパ節にも腫脹がみられれば，直腸や婦人科臓器，陰部，下肢由来の腫瘍の可能性を考慮する．
- 肺高血圧症を伴っている場合は，腎癌，胃癌，肝細胞癌，肉腫（血管内膜肉腫，骨軟骨肉腫）などの可能性を考慮する．

■ 性，年齢

女性
- 全年齢を通じて，乳腺および生殖器由来の可能性を考慮する．
- 妊娠歴（絨毛性疾患）や，乳癌，卵巣癌などの家族歴を確認する．

男性
- 若年から中高年では，胚細胞性腫瘍の可能性を考慮する．
- 40歳以上からは，前立腺癌の可能性を考慮する．

■ 腫瘍マーカー

- CEA（carcinoembryonic antigen），CA19-9が高値の場合は，消化器系の可能性を考慮する．
- CA125高値の場合は，婦人科生殖器系の可能性を考慮する．CEA高値も伴っている場合は，婦人科生殖器よりは乳腺や膵の可能性を考慮する．
- DUPAN-2高値の場合は，膵胆道系の可能性を考慮する．
- CA15-3，BCA225高値の場合は，乳腺の可能性を考慮する．
- SCC高値の場合には，頭頸部，食道，肺，子宮頸部などの発生を考慮する．
- PSA（prostate specific antigen）が高値の場合には，前立腺癌の可能性を考慮する．
- 絨毛性腫瘍マーカー（hCGβ，hPL），胚細胞性腫瘍マーカー（LDH，hCGβ，AFP）の測定がなされている場合には，それらに関連する腫瘍の可能性を考慮する．

　肺・胸膜は全身臓器からの転移がみられ，鑑別疾患は多岐にわたる．しかし，年齢や性，臨床所見，転移部位，転移パターン，HE染色による形態学的所見を総合的に判断することで，原発巣をかなり絞り込めることが多い．

- ProGRP（progastrin releasing peptide）や NSE（neuron-specific enolase）が高値の場合は，神経内分泌腫瘍の可能性を考慮する．

■ その他の検査所見
- 尿沈渣で異常所見を認める場合は，尿路系腫瘍の可能性を考慮する．
- 消化管の可能性がある場合は，上部および下部内視鏡検査を行う．
- ホルモン産生腫瘍の場合，頻度の高い腫瘍，発生臓器を考慮する．
  例：ACTH（副腎皮質刺激ホルモン）高値：小細胞癌や肺，胸腺などのカルチノイド腫瘍を考慮する．
  　　PTHrP（副甲状腺ホルモン関連ペプチド）高値（高カルシウム血症）：成人T細胞白血病（ATL），扁平上皮癌（特に肺，頭頸部），腎癌，乳癌などを考慮する．
  　　ガストリン高値：膵，胃，十二指腸を考慮する．
  　　グルカゴン，インスリンあるいは VIP（血管作動性腸管ポリペプチド）高値：膵を考慮する．
  　　性ホルモン：卵巣を考慮する．

2. 画像診断を活用する

- 肝に腫瘍がみられる場合は，消化器系の可能性を考慮する．
- 骨に腫瘍がみられる場合は，前立腺や胃，乳腺などの可能性を考慮する．
- リンパ節腫大が複数みられる場合，腫大したリンパ節の分布を参考にする．
  例：腹部大動脈周囲に多い場合は，泌尿生殖器や消化器の可能性を考慮する．
  　　縦隔に多い場合は，肺や食道，縦隔臓器，泌尿生殖器，頭頸部，乳腺，悪性黒色腫の可能性を考慮する．
- 病歴に記載がなくても，画像で腎や子宮など，摘出されている臓器がないか確認する．
- PET は原発巣の検索に有用であるが，小さな病変や腫瘍の種類によっては集積が認識できないこともあるので注意を要する．

3. 腫瘍の存在部位に着目する

- 胸水に腺癌がみられる場合，肺，乳腺，卵巣，胃，膵胆道系の可能性を考慮する．
- 縦隔リンパ節に転移がみられる場合には，肺や食道，縦隔臓器以外に，頭頸部，泌尿生殖器，乳腺，悪性黒色腫の可能性を考慮する．
- 気管支壁に転移がみられる場合は，乳癌，腎癌，大腸癌，悪性黒色腫，肉腫などの可能性を考慮する．

病理所見

HE および特殊染色所見 図1〜11

癌腫か肉腫かを区別する

- 上皮性結合や器官様構造は癌腫を示唆する．
- 特定の癌腫あるいは肉腫に典型的な像がないか確認する．
- いわゆる癌肉腫のように癌腫と肉腫様成分が混在する場合は，癌腫成分に注目し，原発巣を推定する．

扁平上皮癌か非扁平上皮癌か

- 癌であれば，扁平上皮癌か非扁平上皮癌かを区別する（4章「総論―原発不明癌探索の基本的知識」参照）．
- 扁平上皮癌であれば，肺，頭頸部，食道，子宮，肛門，陰部，皮膚などに限定される．
- 尿路上皮癌や膵胆道系腫瘍では，扁平上皮への分化を示すことがあるので注意する．

腺扁平上皮癌と思われる場合

- 肺，膵胆道系，子宮，尿路などの可能性を考慮する．
- 粘表皮癌の場合は，頭頸部（特に唾液腺），肺，子宮などの可能性を考慮する．

腺癌の場合

- 胞体に粘液を含む場合（PAS, alcian blue, mucicarmine 染色などで胞体内の粘液

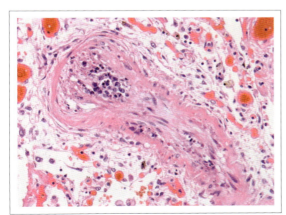

図1 胃癌の転移による肺腫瘍塞栓性微小血管症（PTTM）
このような転移では梗塞や肺高血圧症を伴うことがある．原発巣としては，胃癌が最も多く，次いで肺癌，乳癌，大腸癌などにみられる．

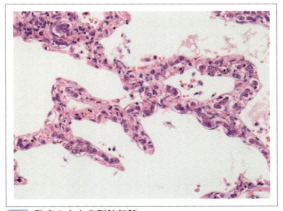

図2 乳癌の白血病型肺転移
乳癌細胞が肺胞壁毛細血管内にびまん性に認められる．このような白血病様の進展（carcinocythemia）は，乳癌，小細胞癌などでみられ，非上皮系腫瘍では，横紋筋肉腫，悪性黒色腫，血管内リンパ腫などでみられる．

肺・胸腔 | 53

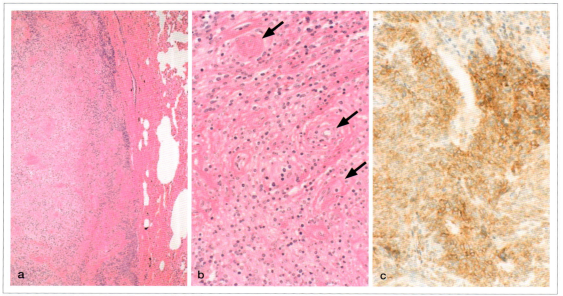

図3 子宮間質肉腫の肺転移（70歳代女性）
30年以上前に他院で子宮の手術を受けていた．カルテは残存していなかったが，病理報告書と標本が保存されており，子宮内膜肉腫の転移であることが確認された．
a：HE染色弱拡大．
b：HE染色強拡大．小血管（➡）が目立つ．
c：CD10免疫染色では，びまん性に陽性である．

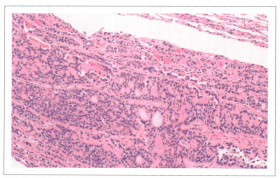

図4 唾液腺腺様嚢胞癌の肺転移（60歳代男性）
同年に大腸癌の手術歴があり，臨床的に大腸癌の単結節性転移が疑われていた．特徴的な組織像より，25年以上前に切除された耳下腺腫瘍の転移と診断された．

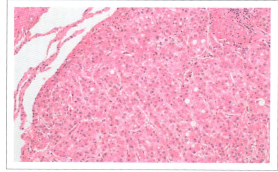

図5 肝細胞癌の肺転移
このように洞様構造を有する腫瘍は肝細胞癌や腎細胞癌が主であり，その他，神経内分泌腫瘍や副腎癌などの可能性がある．

成分を確認する）（4章「総論」参照）：肺，膵胆道系，消化管，子宮，卵巣の可能性を考慮する．

- 胃腺窩上皮型の場合：胃，膵胆道系，肺，子宮，卵巣の可能性を考慮する．
- 腸上皮型の場合：消化管，膵胆道系，卵巣，子宮，肺の可能性を考慮する．
- 細胞外粘液の貯留（粘液湖）を伴う場合：消化管，卵巣，膵胆道系，乳腺，肺の可能性を考慮する．
- 印環細胞型の場合：胃，大腸，膵胆道系，肺，その他まれに，乳腺，尿路，前立腺の可能性を考慮する．
- その他，各増殖パターンによる鑑別診断は，表1や4章「総論」を参照する．

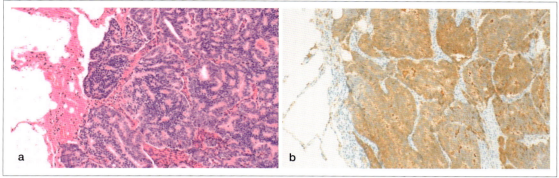

図6 前立腺癌の肺転移（50歳代男性）
a：HE染色　　b：PSA免疫染色
肺内多発性小結節を伴っていた．前立腺癌の肺転移では，時にカルチノイド腫瘍と誤診されることがあるので注意が必要である．免疫染色ではNKX3.1やPSA，ARなどが有用である．

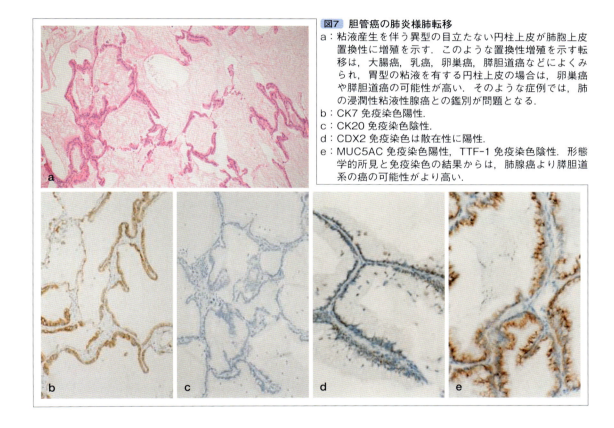

図7 胆管癌の肺炎様肺転移
a：粘液産生を伴う異型の目立たない円柱上皮が肺胞上皮置換性に増殖を示す．このような置換性増殖を示す転移は，大腸癌，乳癌，卵巣癌，膵胆道癌などによくみられ，胃型の粘液を有する円柱上皮の場合は，卵巣癌や膵胆道癌の可能性が高い．そのような症例では，肺の浸潤性粘液性腺癌との鑑別が問題となる．
b：CK7免疫染色陽性．
c：CK20免疫染色陰性．
d：CDX2免疫染色は散在性に陽性．
e：MUC5AC免疫染色陽性，TTF-1免疫染色陰性．形態学的所見と免疫染色の結果からは，肺腺癌より膵胆道系の癌の可能性がより高い．

洞様構造が目立つ腫瘍の場合

- 腎細胞癌，肝細胞癌，神経内分泌腫瘍（褐色細胞腫，傍神経節腫を含む），副腎癌，胞巣状軟部肉腫などの可能性を考慮する．

神経内分泌腫瘍

- 高悪性度の神経内分泌癌の場合は，まず肺，消化管，頭頸部，尿路，子宮，皮膚

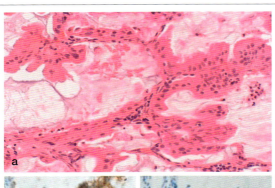
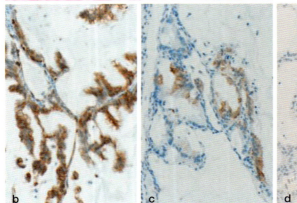
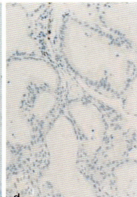
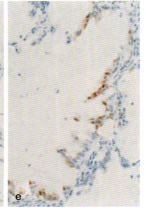

図8 膵癌の多発肺転移
a：粘液産生を伴う円柱上皮が置換性あるいは乳頭状に増殖を示す．肺腺癌との鑑別も問題となる．
b：CK7 免疫染色が陽性．
c：CK20 免疫染色も一部陽性．
d：CDX2 免疫染色陰性．
e：MUC5AC 免疫染色陽性．
肺腺癌との免疫染色での鑑別は困難であるが，MUC5AC が陽性のため，膵胆道癌や胃癌の可能性がより高いと思われる．本症例は，当初，後腹膜リンパ節に転移が認められていたが，膵には腫瘤は指摘できず，原発不明癌として治療がなされた．膵癌が疑われていたが，膵腫瘤が認められたのは死亡1〜2か月前からであった．

などの可能性を考慮する．
- カルチノイド腫瘍など分化型の神経内分泌腫瘍の場合は，肺，消化管，膵，胸腺などの可能性をまず考慮する．
- 神経内分泌腫瘍と鑑別が必要な腫瘍として，前立腺癌，乳癌，腎細胞癌，肝細胞癌，副腎皮質癌などがある．

免疫組織化学所見

癌腫と肉腫を区別する

- Pankeratin, pan-CK(AE1/AE3), EMA (epithelial membrane antigen), CAM5.2 などの上皮マーカーと vimentin の染色が参考になる．
- 特定の肉腫が形態学的に疑われる場合には，それらに陽性となるマーカーを染色する．
  例：平滑筋肉腫であればα-SMA や desmin，横紋筋肉腫であれば desmin や myogenin，血管肉腫であれば CD31 や CD34，Ewing 肉腫であれば CD99 や NKX2.2 など．
- 未分化な腫瘍の場合，悪性黒色腫や悪性リンパ腫を鑑別診断に含め，必要に応じて S-100，HMB-45 や LCA (CD45RB)，CD20，CD3 の染色を行う．

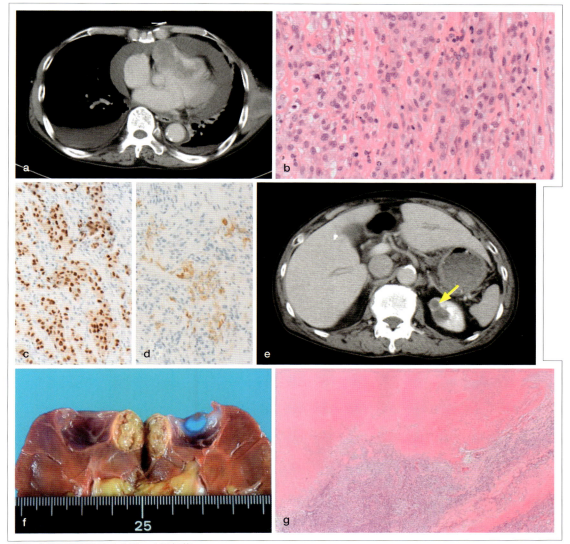

図9 肉腫様腎細胞癌の心膜・心臓転移

a：CT では心膜全体と心臓内に腫瘍がみられる．PET では心臓に強い集積がみられたほか，軟部の転移巣と思われる小結節に集積がみられた．臨床的に心臓原発腫瘍が考えられた．
b：心膜腫瘍の組織像．未分化な腫瘍細胞の密な増殖がみられる．
c：PAX8 免疫染色陽性．
d：CD10 免疫染色は一部陽性．
e：腹部 CT で，原発巣（⇨）は，腎囊胞と診断されていた．
f：剖検時の左腎肉眼像．囊胞に接して，黄色小結節が認められる．
g：腎腫瘍の組織像．病変が小さく，高度の壊死を伴っていたため，PET で集積が認められなかったと考えられる．

cytokeratin と vimentin の共発現の検討

- cytokeratin と vimentin が共発現する腫瘍は，癌肉腫（肉腫様癌），悪性中皮腫，類内膜癌，甲状腺癌，腎癌，悪性筋上皮腫，胚細胞性腫瘍，副腎癌，アダマンチノーマ/エナメル上皮腫，滑膜肉腫，類上皮肉腫，血管肉腫，線維形成性小細胞腫瘍などである（4章「総論 表3」参照）．

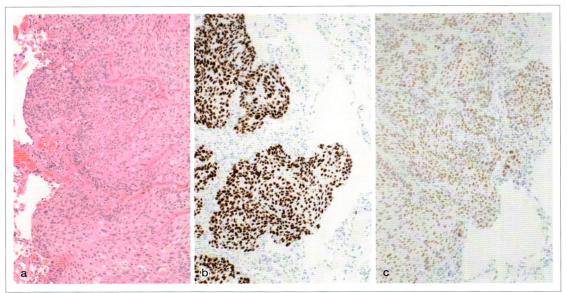

図10 尿路上皮癌の肺転移
a：扁平上皮あるいは尿路上皮様の腫瘍細胞が，充実性増殖を示す．
b：p40免疫染色ではびまん性の核陽性像を示す．
c：GATA3免疫染色も核に陽性．

扁平上皮癌と非扁平上皮癌を区別する．

- p40あるいはp63が陽性の場合には，扁平上皮癌や尿路上皮癌の可能性を疑う．
- p40はp63よりも特異度が高いが，ともに筋上皮系の腫瘍やEwing肉腫などにも陽性となるので注意が必要である．

CK7，CK20染色による検討　図12〜14

- CK7，CK20の染色パターンは，腫瘍の原発部位の同定に有用である．

腺系病変におけるCEA染色

- CEAの免疫染色は，腺系病変における原発巣の絞り込みに有用である．

　形態学的所見による組織型や原発巣の推定なしに，免疫染色を多用しても混乱や誤診を招くだけである．また，各抗体の特性に関しても知っておくことが大切である．たとえば，p16は，子宮頸部や中咽頭の扁平上皮癌ではHPV感染のsurrogate markerとなりうるが，他の頭頸部や肺の扁平上皮癌ではsurrogate markerとは認められていない．TTF-1（thyroid transcription factor 1）のクローン8G7G3/1は，SPT24やSP141に比べ感度はやや低いが，特異度は高い．estrogen receptor（ER）のクローンSP1，6F11は，1D5に比べ肺腺癌での陽性率が高くなる．結果の解釈にも注意が必要である．CDX2とCK20が陽性であっても肺腺癌の可能性を否定できないことがある．

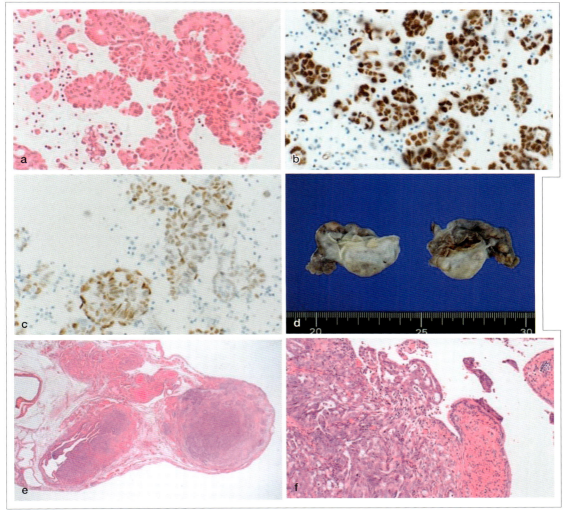

図11 卵管癌の胸膜転移（50歳代女性）
右胸水，胸膜多発肥厚から胸水セルブロック（a）が作製された．
a：乳頭状増殖を示す異型の強い細胞がみられる．
b：PAX8免疫染色では核に強く陽性である．
c：WT-1免疫染色も核に陽性を示す．付属器由来の漿液性腺癌が疑われた．CEA，CA19-9陰性で，CA125高値であり，傍大動脈および縦隔リンパ節に多発転移がみられた．
d：切除された両側付属器に著明な腫大はみられなかったが，右卵管がやや腫脹していた．
e：卵管内腔に腫瘍の増殖が認められる．
f：卵管腔内に漿液性腺癌が増殖している．

神経内分泌腫瘍が疑われる場合

- chromogranin A，synaptophysin，CD56（NCAM）などの神経内分泌マーカーの免疫染色を行い確認する．

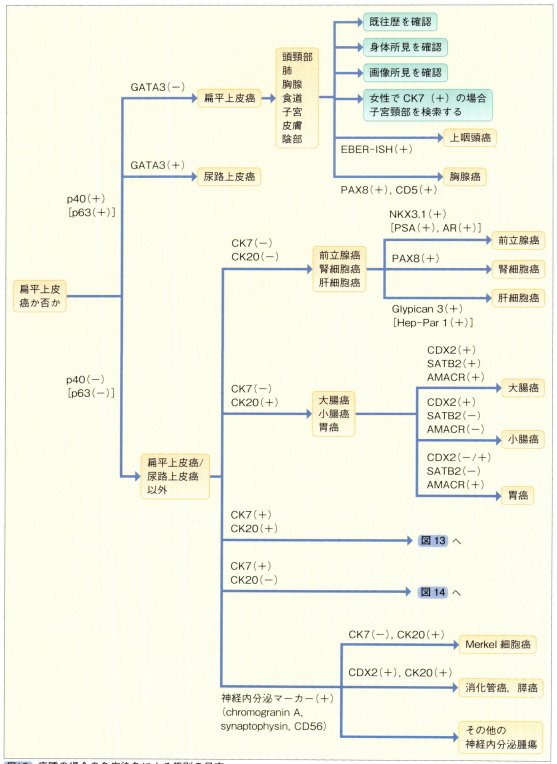

図12 癌腫の場合の免疫染色による鑑別の目安

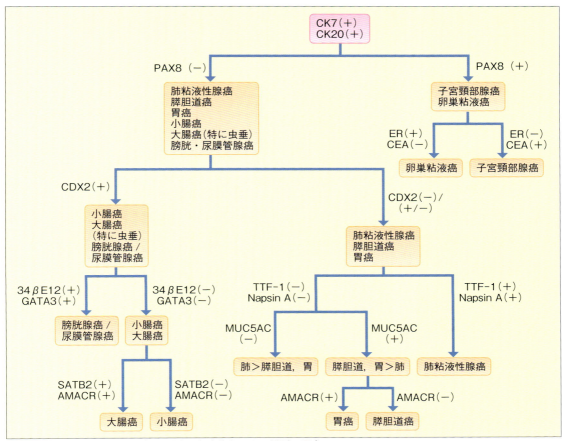

図13　CK7（+），CK20（+）の場合の免疫染色による鑑別の目安

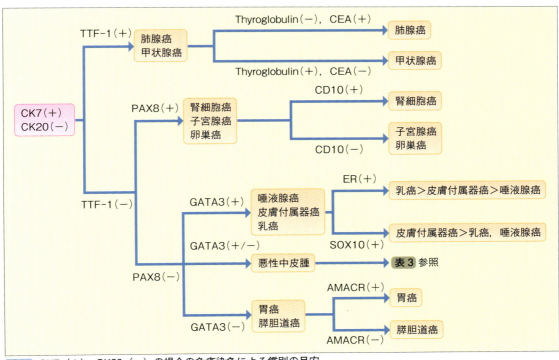

図14　CK7（+），CK20（−）の場合の免疫染色による鑑別の目安

(湊　宏)

骨・軟部

　初診時に転移と判明していない骨・軟部悪性腫瘍を経験することはまれではない．臨床現場では，まずこれらの腫瘍から生検組織が採取され，そこで初めて転移性腫瘍と診断されることが多い．その多くは癌腫であり，組織学的所見や免疫表現形質に基づき，原発巣が推定され，臨床および画像所見で原発巣を探索する．しかし，十分な検索にもかかわらず原発巣の確定に至らない症例があり，それらは究極的な「原発不明癌」となる．本稿では，まず骨・軟部の転移性腫瘍の臨床病理学的特徴を解説する．次いで他臓器に転移を生じやすい悪性骨腫瘍および軟部肉腫を列挙し，最後に転移性腫瘍と間違われる可能性のある骨・軟部悪性腫瘍を紹介する．

骨の転移性腫瘍

 ### 疾患の概要

- 転移性骨腫瘍は悪性骨腫瘍のなかで最も頻度が高く，無症状のものも含めると担癌患者の約半数に骨転移が生じるとされる．
- 骨は，肺，肝に次いで，転移が生じやすい臓器である．
- 骨に転移をきたす腫瘍の多くは癌腫で，乳癌，肺癌，前立腺癌，腎癌，甲状腺癌，大腸癌などがその代表である．
- 臨床情報，画像所見，病理診断により約9割で原発巣が確認されるが，1割前後は原発巣を確定することができない（原発不明癌）．

 ### 臨床所見

好発年齢，性
- 多くは50歳以上の成人で，大部分は癌腫の転移である．
- 男性では肺癌と前立腺癌が，女性では乳癌，甲状腺癌，腎癌，子宮頸癌の頻度が高い．
- 小児の転移性骨腫瘍の頻度は低いが，Ewing肉腫，横紋筋肉腫，神経芽腫，Wilms腫瘍などの転移が認められる．

臨床症状
- 原発性骨腫瘍と同様に，疼痛，腫脹を訴え，病的骨折で発症することもある．

部位
- 転移性骨腫瘍の多くは軸骨格（axial skeleton；頭蓋骨，脊椎骨，肋骨など）に生じ，大腿骨，上腕骨，脛骨がそれに次ぐ．
- 多発性に生じることが多いが，単発性のこともあり，後者は臨床的に原発性骨腫

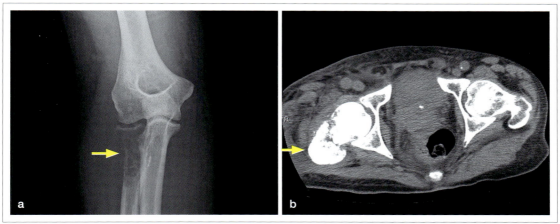

図1 転移性骨腫瘍の画像所見
a：単純 X 線所見．腎癌の橈骨への転移病巣．近位骨端から骨幹端にかけて溶骨性の骨破壊病変が認められる（⇨）．
b：CT 所見．前立腺癌の大腿骨への転移病巣．右大腿骨の骨頭から大転子にかけて骨硬化性病変があり（⇨），頸部で骨折している．

瘍との鑑別が難しい．

画像所見

- 特異的所見は乏しく，多発性病変として見つかることが多い．
- 骨を破壊する浸潤性病変として描出される．
- 70％の症例で溶骨性変化が，15％で造骨性変化が，15％で両者の共存がみられる 図1 ．
- 造骨性変化をきたしやすい腫瘍として前立腺癌，乳癌，神経内分泌癌などが知られている．単発性の造骨性病変は骨肉腫と鑑別を要する．
- 骨転移を広範囲に検索するために MRI，PET-CT，骨シンチグラフィなどが用いられる．

病理所見

- 転移性骨腫瘍の大部分は癌腫の転移であり，腺癌や扁平上皮癌が多い．
- 病理所見とともに，原発巣の推定に免疫組織化学的検索が不可欠であり，臓器あるいは腫瘍型に特徴的な多数の免疫染色マーカーが利用可能である．
- 肺腺癌，乳管癌，前立腺腺癌，甲状腺濾胞癌，腎細胞癌などは骨に転移をきたしやすい．
- まれではあるが肉腫が骨転移をきたし，原発性腫瘍と間違われることがある．その代表に平滑筋肉腫，孤立性線維性腫瘍（血管周皮腫）がある．

肺癌

- 肝，肺，中枢神経，副腎などとともに，骨も肺癌の転移が起こりやすい臓器である．
- 腺癌，小細胞癌の転移を認めることが多い．
- 肺腺癌は免疫染色で cytokeratin（CK）7 陽性，CK20 陰性を示し，TTF-1（thyroid

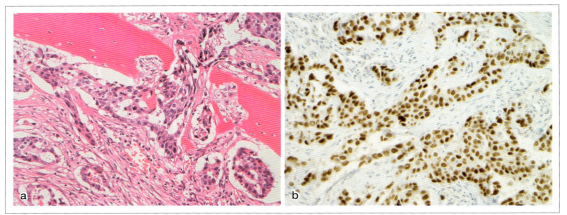

図2 肺腺癌の大腿骨転移（70歳代女性）
a：肺腺癌の化学療法中に大腿骨に転移を生じた．異型腺管が骨梁を破壊して増殖する．
b：TTF-1が腫瘍細胞核にびまん性に陽性となり，肺原発として矛盾しない結果である．

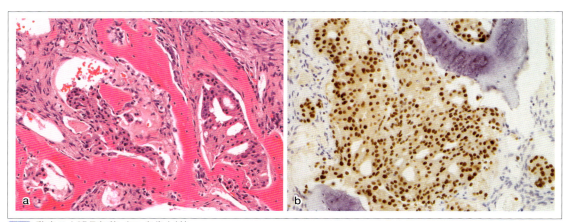

図3 乳癌の大腿骨転移（80歳代女性）
a：12年前に乳癌の既往歴がある．左大腿骨の切迫骨折で転移性病変が見出された．骨梁間に篩状構造を示す腺癌を認める．
b：腫瘍細胞核はGATA3陽性を示しており，乳癌の転移と診断された．

transcription factor 1），Napsin Aも特徴的なマーカーとして用いられる 図2 ．

- 小細胞癌は小型で未熟な腫瘍細胞から成り，TTF-1と神経内分泌マーカー（synaptophysin，chromogranin A，CD56，INSM1）に種々の程度に陽性となる．

乳癌

- 乳癌はリンパ節とともに骨を含む全身諸臓器に転移する．
- 骨転移病巣では造骨性変化を示すことがある．
- 組織学的に，線維性基質を背景に浸潤性に増殖する腺癌を認める．造骨性病変では，反応性骨形成を伴う 図3a ．
- 乳癌の免疫染色マーカーとして estrogen receptor（ER），GCDFP-15（gross cystic disease fluid protein-15），GATA3などが用いられる 図3b ．

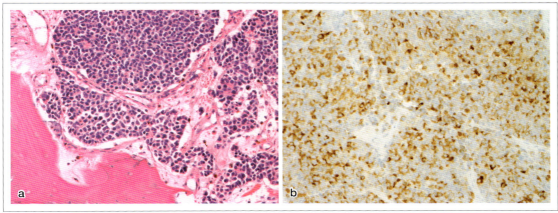

図4　前立腺癌の大腿骨転移（60 歳代男性）
a：前立腺癌の治療中に大腿骨骨折をきたした（図1bと同一症例）．骨折部の組織に，篩状構造を示す大小の腫瘍胞巣が見出された．
b：腫瘍細胞はPSA陽性を示しており，前立腺癌の転移と診断された．

前立腺癌

- 骨やリンパ節に転移しやすく，骨転移は多発性で造骨性変化を示すことが多い．腰椎，仙骨，骨盤が好発部位である．
- 腺房状で浸潤性に増殖する腺癌で，反応性骨形成を伴っている　図4a．
- 前立腺癌の免疫染色マーカーとしてPSA（prostate specific antigen）　図4b，NKX3.1などが用いられる．

甲状腺癌

- 濾胞癌が骨転移を起こしやすい．
- 腫瘍細胞はTTF-1，PAX8，Thyroglobulin（Tg）に陽性である．

腎癌

- 骨盤や大腿骨に大型の溶骨性病変を形成することが多い．
- 大部分は淡明細胞型腎細胞癌である．紡錘形細胞癌（肉腫様癌）の診断は難しい．
- 腎細胞癌の腫瘍細胞にはCKとvimentinが共発現しており，CD10，RCC（renal cell carcinoma），PAX2，PAX8が陽性になる　図5．

子宮平滑筋肉腫

- 子宮平滑筋肉腫は肺と骨に転移をきたすことがある　図6a．骨に原発する平滑筋肉腫の発生頻度はきわめて低いため，女性では常に子宮からの転移の可能性を考慮しなければならない．「子宮筋腫」の既往歴の確認も必要である．

髄膜の孤立性線維性腫瘍（血管周皮腫）

- 髄膜に発生する孤立性線維性腫瘍（血管周皮腫）は長期間にわたり再発や転移をきたす可能性のある悪性腫瘍であり，骨にもしばしば転移する　図6b．

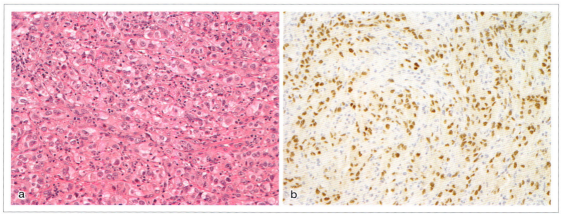

図5 腎癌の橈骨転移（30歳代男性）
a：肘の痛みで発症し，橈骨近位部に骨透亮像が見出された（図1aと同一症例）．生検組織で，上皮様細胞のびまん性増生が認められるが，低分化な腫瘍であり組織診断が困難であった．
b：腫瘍細胞核はPAX8陽性を示している．CK, EMA, CD10, vimentinも陽性で，腎癌の転移と診断された．その後，臨床的に小型の腎腫瘍が見出された．

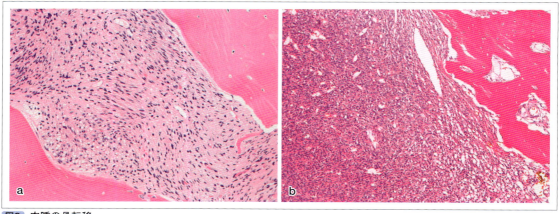

図6 肉腫の骨転移
a：子宮平滑筋肉腫の骨転移．60歳代女性の胸椎腫瘍．desmin, smooth muscle actin陽性で平滑筋肉腫と診断された．子宮悪性腫瘍の既往歴（他院で加療）があり，子宮平滑筋肉腫の転移が推測された．
b：髄膜の孤立性線維性腫瘍（血管周皮腫）の骨転移．80歳代女性の坐骨腫瘍．鹿角状血管網を有する富細胞性腫瘍である．既往の「髄膜腫」の再評価により，髄膜の孤立性線維性腫瘍（血管周皮腫）の骨転移と診断された．

- 骨原発の孤立性線維性腫瘍（血管周皮腫）と診断する前に，他臓器，特に髄膜に原発巣がないことを確認しなければならない．また，「髄膜腫」の既往歴にも注意する必要がある．

治療，予後

- 骨転移巣に関しても，（外科的切除を除いて）原発巣に準じた治療が行われる．乳癌や前立腺癌の転移はホルモン療法の対象になる．
- 骨折やその予防のため，また疼痛などの改善を図るために，手術や放射線照射も考慮される．
- 予後は原発病巣の状態に左右される．原発巣が摘出されている腎癌は長期生存の

可能性があるが，肺癌の予後は不良である．

軟部の転移性腫瘍

疾患の概要

- 軟部に悪性腫瘍が転移する頻度は，骨転移に比べはるかに低い．
- 骨転移と同様に，肺癌，乳癌，腎癌，大腸癌などからの転移が多い．
- まれに肉腫も軟部に転移する．
- 約1/4は軟部腫瘍で発症し，種々の探索にもかかわらず原発部位が確定できないこともまれではない．
- 軟部に転移をきたした腫瘍は進行しており，予後不良である．

臨床所見

■ 好発年齢，部位
- 50歳以上の成人に多い．
- 体幹，大腿，上腕，腰殿部，傍脊椎の筋肉内や皮下組織に生じる．

■ 臨床症状
- 原発性肉腫と異なり，有痛性の腫瘤を形成することが多い．
- 臨床的に，膿瘍，血腫，血管腫，静脈瘤などと診断されていることがある．

■ 画像所見
- MRIのT1強調で低信号を，T2で高信号を示し，周囲に浮腫を伴う．

病理所見

- 肺癌，乳癌，腎癌，大腸癌などからの転移が多い．大部分は腺癌で，それぞれに特徴的な免疫染色マーカーが知られている（「骨の転移性腫瘍」参照）．
- 未分化癌の転移は，原発巣を確定することが難しい 図7a．
- 骨肉腫，未分化多形肉腫，平滑筋肉腫，滑膜肉腫，血管肉腫，脂肪肉腫などが転移することがあるが，まれである．

粘液型脂肪肉腫

- 脂肪肉腫の一型で，肺以外に骨や軟部に転移する頻度が高い．
- 粘液状基質を背景に，未熟な間葉系細胞や小型脂肪芽細胞が散在性に増殖し，樹枝状の血管網が発達している 図7b．
- 診断に有用な免疫染色マーカーは乏しく，DDIT3遺伝子再構成の証明が役立つ．

治療，予後

- 緩和的治療として手術が実施されることはあるが，根治的な治療法はない．

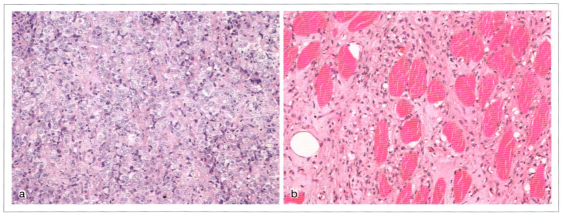

図7 軟部の転移性腫瘍
a：未分化癌の軟部転移．50歳代男性で，前胸部，後腹膜，腎，副腎，消化管，肺，リンパ節に多発性病巣が見出された．前胸部生検組織では，類円形で退形成所見を示す腫瘍細胞のびまん性増生が認められた．CK，EMAが陽性であるが，特異的マーカーの発現は検出されず，原発不明の未分化癌と診断された．
b：粘液型脂肪肉腫の胸壁転移．60歳代男性の左大腿部に発生した粘液型脂肪肉腫で，4年後に胸壁に転移をきたした．筋線維間に粘液状基質が沈着し，小型の脂肪芽細胞が散在性に認められる．

- きわめて予後不良で，軟部に転移が生じると多くは1年以内に死亡する．腎癌の転移はやや生存期間が長い．

他臓器に転移しやすい悪性骨腫瘍と軟部肉腫

悪性骨腫瘍

脱分化型軟骨肉腫

- 広範に肺転移をきたし，予後不良である．

骨肉腫

- 高頻度で肺に転移し，骨転移を認めることもある．初診時に肺転移を認めることもまれではない．

Ewing 肉腫

- しばしば肺と胸膜，骨，中枢神経などに転移する．約1/4は初発時に転移をきたしている．

軟部肉腫

隆起性皮膚線維肉腫

- 線維肉腫への悪性転化が生じると転移能を有するようになり，肺などに遠隔転移をきたすことがある．

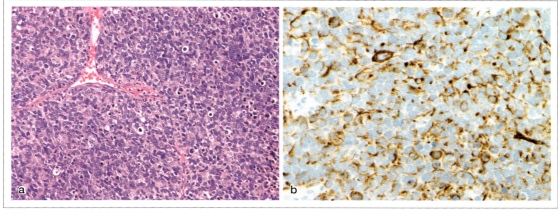

図8 横紋筋肉腫の骨転移（10歳代後半，男性）
a：大腿骨遠位部腫瘍．退形成所見の目立つ小型異型細胞が密に増殖している．骨肉腫，Ewing肉腫などの小円形細胞肉腫が推測された．
b：多くの腫瘍細胞が desmin 陽性を示している．また myogenin も陽性であったが，CD99，NKX2.2，SATB2，WT-1 は陰性であった．この免疫染色結果から，横紋筋肉腫の骨転移と診断された．

粘液線維肉腫

- 高悪性度の例では，約1/3で遠隔転移が認められる．

低異型度線維粘液肉腫

- 早期の転移率は低いが，長期間の経過観察では約50％の症例で転移が報告されている．

平滑筋肉腫

- 深部，後腹膜，大血管から発生したものは転移する可能性が高い．

横紋筋肉腫

- 胎児型は軟部，骨，リンパ節に転移することがあり，特に骨内に転移するとびまん性に増殖し，造血器腫瘍や Ewing 肉腫との鑑別が必要となる 図8．
- 胞巣型は肺，所属リンパ節に転移し，胎児型より予後不良である．

血管肉腫

- しばしば肺，脳，骨などに転移する．

滑膜肉腫

- 肺，リンパ節，骨などに転移することがある．

類上皮肉腫

- 約半数で，肺，所属リンパ節への転移を認める．

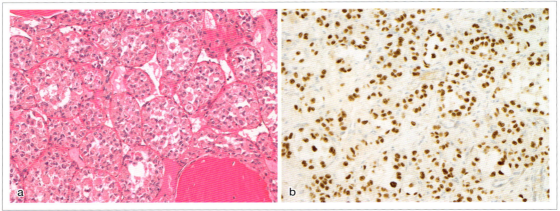

図9 胞巣状軟部肉腫の骨転移（30歳代女性）
a：大腿部発生の胞巣状軟部肉腫で，多発性骨転移をきたしている．頭蓋骨転移巣からの切除材料で，上皮様腫瘍細胞の胞巣状構造が認められる．
b：腫瘍細胞核は TFE3 陽性であり，胞巣状軟部肉腫の転移と診断された．

胞巣状軟部肉腫

- 早期から長期間にわたって転移の可能性がある腫瘍である．転移巣が先に見つかる場合や，原発巣の摘出後 10 年以上たってからの転移もある．
- 肺，骨，脳へ転移することが多い 図9 ．

軟部明細胞肉腫

- 約1/2の症例でリンパ節転移が認められる．肺，骨にも転移をきたすことがある．

骨外性粘液型軟骨肉腫

- 肺に転移することがあるが，増大は緩やかである．

転移と間違われやすい骨・軟部悪性腫瘍

悪性骨腫瘍

アダマンチノーマ（adamantinoma）

- 若年成人の脛骨に好発し，上皮性成分と骨線維成分から成る二相性構築を特徴とする悪性骨腫瘍である．
- 上皮性成分が扁平上皮癌や基底細胞癌に類似しており，これらの転移性腫瘍と間違われる可能性がある 図10a ．
- 発生部位と特徴的な組織学的所見で，転移性腫瘍と鑑別する．

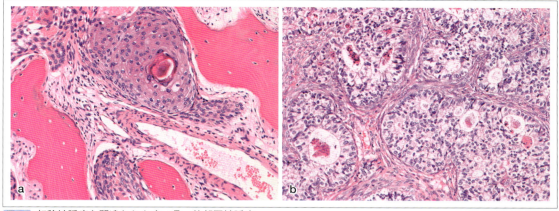

図10 転移性腫瘍と間違われやすい骨・軟部悪性腫瘍
a：アダマンチノーマ．60歳代男性の脛骨腫瘍．小児期から脛骨に腫脹がみられ，50歳代で初めて摘出されアダマンチノーマと診断された．その後，再発を繰り返している．骨梁間に分化した扁平上皮細胞巣が認められ，扁平上皮癌との鑑別を要する．
b：滑膜肉腫．40歳代女性の足底部腫瘍．腺腔形成を示す腫瘍細胞巣が多数観察され，転移性腺癌との鑑別が難しい．胞巣間に少量の異型紡錘形細胞も認められ，二相性構築がうかがわれる．本例ではFISH法により*SS18*再構成が確認されている．

軟部肉腫

滑膜肉腫

- 若年成人の関節近傍に発生し，上皮性分化を示す肉腫である．
- 腺管や胞巣形成が顕著であると，腺癌の転移と鑑別を要する 図10b．
- 上皮性成分の間に，紡錘形細胞から成る肉腫様領域が認められる．さらに腫瘍細胞はTLE1陽性を示し，*SS18-SSX*融合遺伝子を有する．

類上皮肉腫

- 類円形の上皮様細胞から成る軟部肉腫で，小児および若年成人の四肢遠位部およ

　未分化で特徴的な所見に乏しい骨・軟部悪性腫瘍を見た際には，メラノーマの転移も常に鑑別診断に入れておく必要がある．特に無色素性の場合やメラノーマの病歴が不明確な場合には，診断が難しくなる．メラノーマの組織所見はきわめて多彩で，多形性の目立つもの，上皮様細胞から成るもの，小型細胞を主体とするもの，淡明な細胞質を有するもの，肉腫様の形態を示すものなど，組織所見だけで確定することは困難である．赤く明瞭な核小体やくすんだ細胞質が細胞学的な特徴である 図11a．診断には免疫染色が不可欠で，S-100 図11b，SOX10，HMB-45，Melan A，MITFなどの抗体パネルを用いることが推奨されている．すべてのマーカーが陽性になるとは限らず，一部のマーカーが少数の細胞にしか発現していないこともまれではない．また，メラノーマの診断に至っても，原発巣を明確にすることができない症例がある．その場合には，原発病変が自然消退した可能性が考えられている．

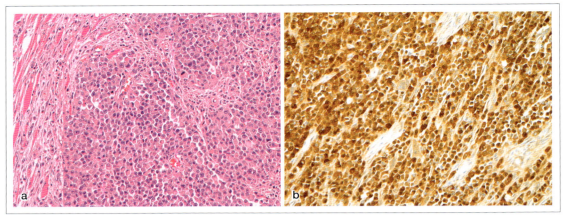

図11 メラノーマの軟部転移（50歳代男性）
a：殿部および大腿部軟部腫瘍である．筋肉内で類円形細胞が浸潤性に増殖している．核小体が明瞭であるが，メラニン色素は認められない．
b：腫瘍細胞は S-100 にびまん性に陽性である．MITF も陽性でメラノーマの転移と診断された．その後，背部皮膚の色素性病変を摘出した既往歴が判明した．

び近位部に好発する．
- 上皮様形態を示し，CK と EMA が陽性を示すため，癌腫の転移と間違われやすい．
- 腺管形成や扁平上皮性分化を示すことはない．また，約半数は CD34 に陽性で，INI1 の発現消失が多い．

類上皮血管肉腫

- 上皮様の腫瘍細胞から成る血管肉腫があり，類上皮血管肉腫と呼ばれる．しばしば CK と EMA が陽性となり，癌腫との鑑別を要する．
- 血管内皮マーカー（CD31，CD34，ERG など）が陽性で，癌腫と鑑別される．
- 骨内にも発生することがある．

（廣瀬隆則）

肝

疾患の概要

- 肝内に多発することが多い.
- 肝は消化器癌の転移臓器になりやすい.
- 肝原発腫瘍と鑑別が必要なことがある.

臨床所見

■ 好発年齢
- 一般に成人に多い.
- 小児から若年成人では肉腫や中枢神経系の腫瘍，胚細胞性腫瘍を考慮する.

■ 臨床症状
- 発熱，全身倦怠感などの全身症状がみられる.
- 肝が原因となる腹部膨満感，右季肋部痛，黄疸などがみられる.

■ 部位
- 肝内に血行性転移をきたす場合は，肝実質内に多発する傾向がある.
- 肝被膜下で肝から腹腔内に突出する場合は，腹膜播種性病変の可能性がある.

原発部位の同定手順（臨床所見から）

1. 臨床情報を入手する

■ 既往歴
- 過去の腫瘍の治療歴，手術歴をチェックする.
- 消化器癌（特に大腸癌，胃癌，食道癌，膵癌，胆道癌）や子宮，卵巣，乳腺などの婦人科系臓器を確認する.

■ 主訴，身体所見
- 肝転移巣が大きい場合は，肝転移による症状のみで，原発巣の症状が出現しないこともある.

■ 性，年齢
女性
- 子宮頸癌，胃癌，甲状腺乳頭癌は，若い女性でも発症する.
- 卵巣癌，奇形腫などは，切除後の再発の可能性も考慮する.

男性
- 前立腺癌では，治療後に小細胞癌などへの形態変化を示すことがある．

■ 腫瘍マーカー
- CEA（消化管），CA19-9（胆道および膵），CA125（卵巣などの婦人科生殖器），PSA（前立腺）などが参考になる．

■ その他の検査所見
- 喀痰細胞診，尿細胞診，消化管内視鏡検査を考慮する．

2. 画像診断を活用する

- 肝腫瘍では，超音波画像，造影 CT，MRI を用いた質的診断が可能である．
- 血流動態（リング状増強効果，遅延性の濃染）が参考になる．
- PET 画像，リンパ節腫大の分布は，原発巣推定に有用である．

3. 腫瘍の存在部位に着目する

- 癌腫では，肝周囲のリンパ節にも転移が及ぶことがある．
- 胃癌，膵癌，胆道癌では，肝十二指腸間膜に沿って連続性の肝浸潤をきたすことがある．

病理所見

HE 染色所見

腺癌を鑑別する

- 肝は経門脈的に消化器癌の転移臓器になりやすいことを念頭に置き，腺癌の場合は，CK7，CK20 の発現パターンから原発巣を推定し，腫瘍マーカー CEA，CA19-9 も加味する．大腸癌の肝転移では，高分化型〜中分化型管状腺癌が多い．
- 印環細胞癌は胃癌に多いが，乳腺小葉癌の可能性も考慮する．印環細胞癌は腹膜播種や腹水を伴いやすい．
- 細胞外に多量の粘液を産生する粘液癌には，高分化型と低分化型がある．粘液癌では虫垂癌，回盲部癌，卵巣粘液癌，膵管内乳頭粘液性腫瘍（IPMN）由来の膵癌，肺腺癌などの転移の可能性を考えるが，粘液産生が顕著な肝内胆管癌の可能性もある．
- 胃，卵巣，肺などに発生することのある肝細胞癌に類似する肝様腺癌や AFP（α-fetoprotein）産生腺癌は肝細胞癌との鑑別が必要である．

扁平上皮癌を鑑別する

- 皮膚，口腔，咽頭，喉頭，食道，肺，子宮頸部など扁平上皮癌が発生しやすい臓器の鑑別は容易ではないが，中咽頭癌や子宮頸癌などの HPV 感染が関与する扁平上皮癌では p16 免疫染色が参考となる．膀胱や尿管の尿路上皮癌でも扁平上皮

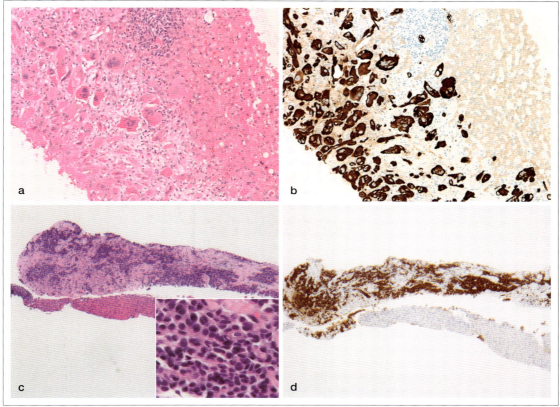

図1 肝生検組織からの原発巣推定
a：多核巨細胞が目立つ肝腫瘍の肝生検組織（HE染色）
b：pan-CK（AE1/AE3）陽性で膵に腫瘤陰影あることから膵未分化癌の肝転移の可能性がある.
c：クロマチンに富む核をもつ腫瘍細胞がびまん性に増殖する肝生検組織（HE染色）．挿入図は強拡大像．
d：腫瘍細胞はchromogranin A陽性で，精査の結果，直腸にカルチノイドが同定された.

癌への分化を示すことがあり，原発巣の候補になる.

多形性を示す癌を鑑別する

- 肺原発の多形癌，膵原発の未分化癌などを考慮する 図1a, b.

神経内分泌腫瘍を鑑別する

- 肝に神経内分泌腫瘍が同定された場合，神経内分泌腫瘍が発生しやすい臓器である肺，膵，消化管などを原発巣として考慮する.
- 内視鏡観察が困難な回腸などには微小な原発巣がありうる 図1c, d.

非上皮性悪性腫瘍を鑑別する

- 血管系腫瘍の鑑別：血管肉腫，類上皮血管内皮腫は肝原発の場合と，ほかの多数の臓器からの転移が考えられる．原発巣の推定は困難である 図2.
- 紡錘形腫瘍の鑑別：脱分化型脂肪肉腫，平滑筋肉腫，消化管間質腫瘍（GIST）などは肝転移することがあり，免疫染色や遺伝子異常が診断に有用である．紡錘形細胞が顕著な癌肉腫，多形癌などの転移にも注意が必要である.

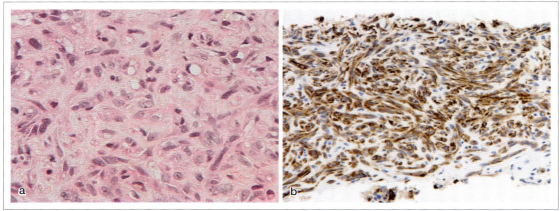

図2 非上皮性腫瘍の鑑別
a：短紡錘形細胞，印環細胞様の空胞状細胞が増殖する類上皮血管内皮腫（HE 染色）
b：類上皮血管内皮腫でも CK7 が陽性となる．

- その他の非上皮系腫瘍の鑑別：悪性黒色腫では原発巣が消失することがあり，原発不明になりやすい．悪性中皮腫も上皮様または肉腫様の表現型をとり，明らかな腫瘤を形成しないことがある．

免疫組織化学所見

原発巣推定に役立つ染色

- CK7，CK20 の染色パターンで 4 群に分類することができる．
- 乳腺，子宮が原発巣として疑われる際は estrogen receptor（ER），progesterone receptor（PgR）のホルモンレセプターの有無を参考にする．乳癌では，ホルモン治療や化学療法後に癌細胞のフェノタイプが変わることがある．
- GATA3 は尿路上皮癌や乳癌で高率に陽性となる．
- 副腎と肝は隣接していることや，副腎皮質癌は肝細胞癌に類似するため副腎皮質癌の肝転移はピットフォールになりやすい．副腎皮質癌では α-inhibin，calretinin，Melan A などが陽性となる 図3 ．
- 血管肉腫や類上皮血管内皮腫では，血管内皮マーカー以外に，cytokeratin が陽性となることに注意が必要である．
- 肝の高分化型の神経内分泌腫瘍では原発巣推定に，TTF-1（thyroid transcription factor 1），CDX2，ISL1 による組み合わせが有用である 図5 ．

肝腫瘍と原発巣の疑われる腫瘍組織の免疫染色プロファイルの比較は原発巣推定に有用であるが，膵癌や胃癌と肝内胆管癌の免疫染色のみによる鑑別は難しい．腫瘍細胞の遺伝子異常の比較による鑑別が有用となるかもしれない．

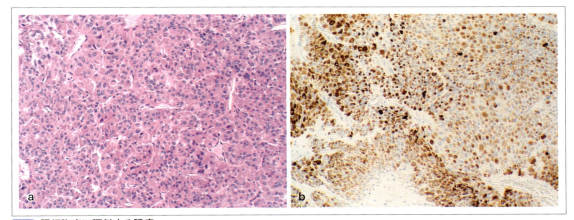

図3 肝細胞癌に類似する腫瘍
a：形態的に肝細胞癌に類似する索状構造を示す副腎皮質癌の肝転移（HE 染色）
b：副腎皮質癌では Melan A が陽性となる．

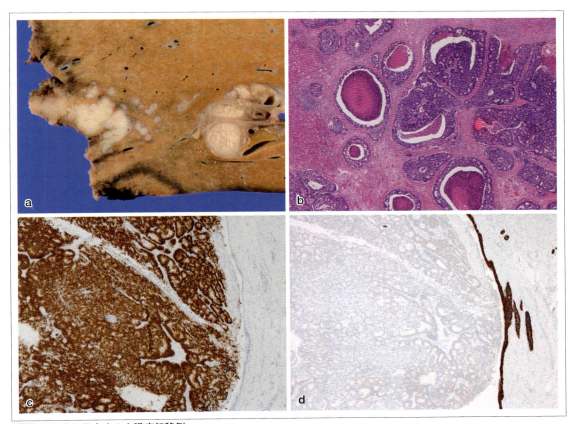

図4 胆管内に発育する大腸癌転移例
a：胆管内で増殖する肝腫瘍の肉眼像
b：胆管内で充実性に増殖し中心に壊死を伴う腺癌（HE 染色）
c, d：腫瘍細胞は CDX2 陽性（c），CK7 陰性（d）となる．

 肝内胆管癌では CK7（+），CK20（−），CDX2（−）であることが多く，大腸癌では CK7（−），CK20（+），CDX2（+）であることが多い 図4 ．

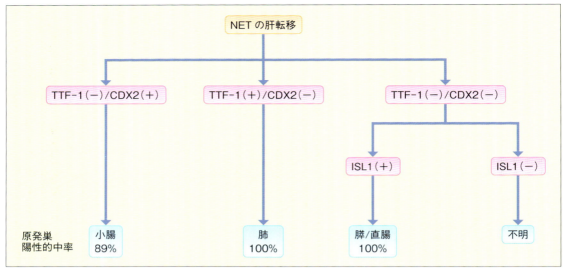

図5 TTF-1，CDX2，ISL1 による神経内分泌腫瘍の原発巣
ISL1：insulin gene enhancer protein 1
(Yang Z, et al. Immunohistochemical characterization of the origins of metastatic well-differentiated neuroendocrine tumors to the liver. Am J Surg Pathol 2017；41：915-22.)

表1 Glypican 3 発現を示す腫瘍

肝細胞癌（hepatocellular carcinoma）	66%
肺扁平上皮癌（squamous cell carcinoma of the lung）	54%
脂肪肉腫（liposarcoma）	52%
精巣腫瘍，非セミノーマ型の胚細胞（testicular nonseminomatous germ cell tumor）	52%
子宮頸部上皮内腫瘍（cervical intraepithelial neoplasia）（grade 3）	41%
悪性黒色腫（malignant melanoma）	29%
副腎腺腫（adrenal gland adenoma）	27%
神経鞘腫（schwannoma）	26%
胃腺癌（gastric adenocarcinoma）	24%
嫌色素性腎細胞癌（chromophobe renal cell carcinoma）	20%
乳腺の浸潤性小葉癌（invasive lobular carcinoma of the breast）	20%
喉頭扁平上皮癌（squamous cell carcinoma of the larynx）	16%

(Baumhoer D, et al. Glypican 3 expression in human nonneoplastic, preneoplastic, and neoplastic tissues. Am J Clin Pathol 2008；129：899-906.)

肝細胞癌マーカーとして知られているGlypican 3やHep-Par1は，肝細胞癌以外の腫瘍でも陽性になることがあるので，形態像に注意しながら肝生検などの少量の検体では慎重に判断する．副腎皮質癌の3/13例（23%）にHep-Par1が陽性との報告がある．

肝細胞癌との鑑別に重要な抗体

- Hep-Par1は，高分化～中分化型肝細胞癌では陽性率が高いが，低分化型肝細胞癌では陰性になることも多い．腸型腺癌では陽性になりやすく注意が必要である．
- Glypican 3は，肝細胞癌以外でも多種類の腫瘍で陽性になることが報告されている 表1 ．
- TTF-1は，肺腺癌や甲状腺癌で核陽性所見が診断の決め手になる．TTF-1は肝細胞および肝細胞癌の細胞質に陽性になることがある．

（相島慎一）

皮膚

疾患の概要

- 皮膚腫瘍が原発か転移性かは，まずHE染色所見で判断する．最も重要な所見は，表皮あるいは皮膚付属器との連続性の有無である 図1．
- 表皮に病変が連続して存在する組織像を反映し，表面にirritabilityをきたし，「瘙痒」を有していることが多い．臨床所見にて強い皮膚瘙痒感の記載があれば，原発性の可能性が高い．
- 皮膚への転移性腫瘍と判断された場合は，pan-CK（AE1/AE3などのすべての上皮細胞と反応するカクテル抗体），S-100，LCA（CD45）の染色を行い，癌腫，悪性黒色腫，悪性リンパ腫などを最初に鑑別する．
- 鑑別に有用な抗体が現れても，その後の追加検索でマーカーの特異性が低下していくことが多い．
- 原発巣の診断後に皮膚の転移を認める異時性（metachronous）転移のなかで，非常に長い期間後に転移をみるものとして乳癌と腎癌があげられる．
- 皮膚転移巣が原発巣より先にみつかる早発性（precocious）転移が0.8％にみられ，特に臍部に多く，頭部にもみられる．まれに原発巣が消失（burn out）することがある．
- 皮膚転移が原発巣と同時にみつかる同期（synchronous）転移がみられることもあり，乳癌と口腔癌に多い．

臨床所見

- 悪性腫瘍の皮膚への転移はまれで，剖検例の検索では2％である．
- 新生児では神経芽腫が多く，横紋筋肉腫がこれに次ぐ．若年成人では胚細胞腫瘍，絨毛性腫瘍の転移がみられる．
- 皮膚転移は，通常は多発性で融合性はなく，無痛，皮下組織との癒着のない，急激に生じる結節であることが多い．
- 乳癌，肺癌，腎癌の転移では瘢痕形成を伴うものが多い．
- 炎症パターンを示すものは，乳癌の丹毒様の硬い紅斑が有名で，炎症性乳癌と呼ばれる．組織像は真皮上層の拡張したリンパ管内に腫瘍細胞が充満している．
- 脱毛型は頭皮の卵円形の円形脱毛症に似た症状を呈する．組織所見としては，肥厚した膠原線維間に腫瘍細胞が索状に浸潤する．
- sister Mary Joseph's noduleは臍部皮膚転移であり，しばしば遭遇する．原発巣は

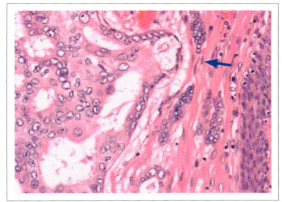

図1 原発性汗腺系腫瘍（アポクリン腺癌〈NOS〉）
周囲の正常汗腺組織との連続性が認められる（➡）.
NOS：not otherwise specified type

図2 皮膚原発のアポクリン腺癌
p63 免疫染色．腫瘍細胞は陽性である．

さまざまで，通常は腺癌が多く，胃癌，大腸癌，卵巣癌，膵癌，胆嚢癌，内膜癌，乳癌が報告されている．腺癌以外の報告もある．
- 皮膚転移の部位としては，胸部，腹部，四肢の順に多い．
- 個々の病変の大きさは平均最大径 15 mm（2～41 mm）で，潰瘍，瘢痕や紅斑を形成する病変もみる．

病理所見

- 皮膚転移腫瘍の 60％以上が腺癌，扁平上皮癌が約 15％程度である．
- 原発巣の検索は必ずしも容易でない．特に，皮膚にはさまざまな転移性腺癌に類似した像を呈する原発性の付属器癌が存在しているからである．
- 表皮あるいは皮膚付属器との連続性の有無が原発か転移性かの判断に重要である．
- p63 さらには p40 はかつて皮膚原発付属器腫瘍と転移性皮膚腫瘍との鑑別に有用と報告されたが，議論の多いところである 図2, 3d ．Podoplanin（通常 D2-40 を使用）も，皮膚原発付属器癌と皮膚転移腺癌との鑑別において感受性，特異性とも高いと報告された．現在では p63，p40，Podoplanin ともに，一部にでも陽性像があれば皮膚原発を考える手がかりとする程度である．

皮膚における原発性と転移性の鑑別に際しては，扁平上皮癌では周囲に in situ 病変（actinic keratosis〈光線角化症〉，Bowen 病）が存在し，それと連続性があること，腺癌では表皮および付属器との連続性が確認できれば原発の可能性を考える．

転移癌の臓器別病理所見

転移性乳癌

- 多くは胸部にみられるが，頭頸部や上肢にみられることもある 図3a．
- 浸潤性乳管癌（invasive ductal carcinoma）あるいは浸潤性小葉癌（invasive lobular carcinoma）が多い．
- 粘液癌の皮膚転移はまれであるが，原発性かどうかの判断は困難である．
- 組織学的に，真皮から皮下に，索状の浸潤所見を呈することが多い 図3b, c．
- 免疫染色では，CK7（＋）/CK20（－）で，estrogen receptor（ER），CEA（carcinoembryonic antigen），EMA（epithelial membrane antigen），GCDFP-15（gross cystic disease fluid protein-15），myoglobulin，GATA3が陽性となる．このうちGATA3がmyoglobulinやGCDFP-15より感度が高いとされている．乳管癌と小葉癌の区別は乳腺原発と同様にE-cadherinが小葉癌では細胞膜に陰性となることである．

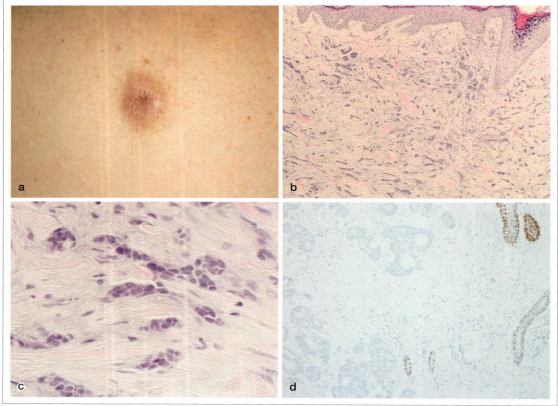

図3 転移性乳癌
a：肉眼所見．胸部にみられたもの．この病変では臍窩を有している．
b：弱拡大像．真皮全体にscirrhous（硬性）なパターンの浸潤増生が認められる．表皮との連続性は認められない．
c：強拡大像．索状の増生を示し，高度なdesmoplastic fibrosisを伴っている．
d：p63免疫染色．周囲の正常汗腺（筋上皮細胞の部分）および毛包組織に陽性であるが，腫瘍細胞は陰性である．

（a写真提供：埼玉医科大学国際医療センター皮膚腫瘍科・皮膚科 寺本由紀子先生）

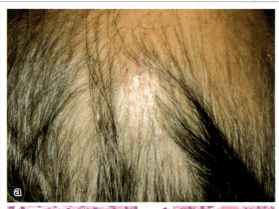
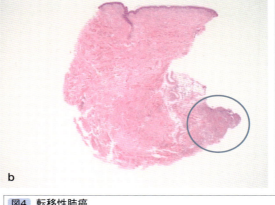
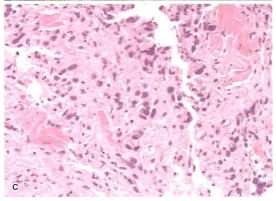

図4 転移性肺癌
a：肉眼所見．頭皮にみられた腫瘤．
b：弱拡大像．真皮下層に浸潤をみる．
c：強拡大像．低分化な腺癌細胞の浸潤をみる．
(a写真提供：埼玉医科大学国際医療センター皮膚腫瘍科・皮膚科 寺本由紀子先生)

転移性肺癌

- 肺癌患者の4％程度にみられる．胸部，腹部，背部に多く，頭頸部にもみられる 図4a．
- 腺癌が最も多く，充実性に浸潤増殖を示す 図4b, c．
- 免疫染色ではCK7とTTF-1（thyroid transcription factor 1）が陽性で，CK20は陰性である．

転移性消化器癌

- 多くは腹部，骨盤，肛門周囲，臍部にみられる．
- 肉眼的には結節型が多く，炎症反応を伴うことがある．
- 胃癌，膵癌，胆管癌の免疫染色では，CK7（＋）/CK20（＋）のパターンをとることが多い．大腸癌ではCK7（−）/CK20（＋）のパターンをとり，CDX2，SATB2が陽性となる．

転移性腎癌

- 転移性皮膚腫瘍の6％を占める．頭部や腹部，陰部にみられる．肉眼所見は化膿性肉芽腫（pyogenic granuloma）に類似する 図5a．
- 組織学的に，淡明細胞がcompartmentを形成して増殖する 図5b．

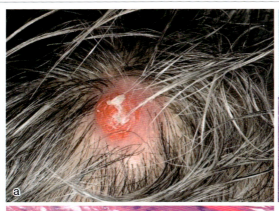
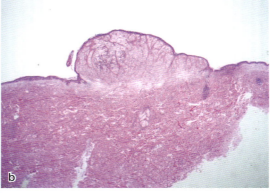
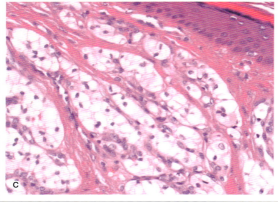

図5 転移性腎癌
a：肉眼所見．頭皮にみられた腫瘤で，鮮紅色を呈している．化膿性肉芽腫との鑑別が問題となる像である．
b：弱拡大像．ポリポイドな隆起性病変である．膠原線維間にcompartmentを形成するように増生している．
c：強拡大像．病変の境界は明瞭で，淡明細胞が増生しており，間質に毛細血管が見出される．
(a写真提供：埼玉医科大学国際医療センター皮膚腫瘍科・皮膚科 寺本由紀子先生)

- 腫瘍内血管成分（洞様構造）が目立つ腫瘍の筆頭である．この毛細血管が非常に豊富な状態が肉眼所見に反映されている 図5c．

転移性肝細胞癌

- 組織学的に，弱拡大では，結節性の様相を呈している．境界は明瞭で，充実性の増殖を示す．in situ 病変はみられない 図6a．
- 強拡大では，肝の索状構造を模した構造を示す．好酸性で豊富な細胞質と明瞭な核小体を有している 図6b．好酸性で豊富な細胞質を有する悪性腫瘍としては，このほかに悪性黒色腫，扁平上皮癌，骨髄腫（形質細胞腫）が知られている．

転移性扁平上皮癌

- 肺癌 図7，口腔癌，食道癌の転移がほとんどである．口腔癌の転移巣は高分化な所見を呈する傾向がある．
- 肉眼的には圧排性の隆起を示す 図7．びらんを生じても，潰瘍形成は長期に存在しない限り少ない．
- 表皮との連続性がないことが転移性の判断に重要である 図8．
- 脈管侵襲がみられるときは，転移性の可能性が高い．原発性では脈管侵襲は乏しい．
- 免疫染色ではp40, p63, 34βE12, CK5/6が扁平上皮癌と尿路上皮癌で陽性（CK5/

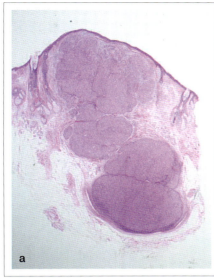
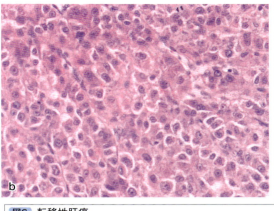

図6 転移性肝癌
a：弱拡大像．真皮から皮下に，境界は明瞭で，結節状の増殖を示す．
b：強拡大像．索状配列を示している．好酸性で豊富な細胞質と明瞭な核小体を有している．

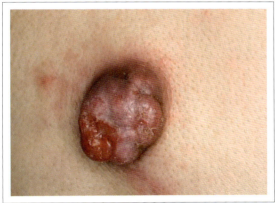

図7 転移性扁平上皮性肺癌の肉眼所見
圧排性の隆起を示す．びらんを一部に伴っている．
（写真提供：埼玉医科大学国際医療センター皮膚腫瘍科・皮膚科 寺本由紀子先生）

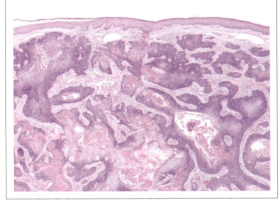

図8 転移性扁平上皮癌の組織所見
表皮との連続性のない融合状の異型扁平上皮の増殖をみる．

6は分化度が低いほうが陽性となりやすい）である．

転移性尿路上皮癌

- 陰部に多発皮下結節を形成してくることがほとんどである．
- 組織学的に，表皮との連続性がなく，免疫染色では扁平上皮癌と同様にp40, p63, 34βE12, CK5/6が陽性である．GATA3は皮膚付属器腫瘍でも陽性となるので，鑑別には使用できない．

転移性小細胞癌

- 原発巣のほとんどは肺である．ごくまれに子宮頸部，消化管，膀胱からの転移もみられる．
- 真皮から皮下に腫瘤を形成し，核が豊富で青くみえるため，blue ball状を呈する

皮膚 | 85

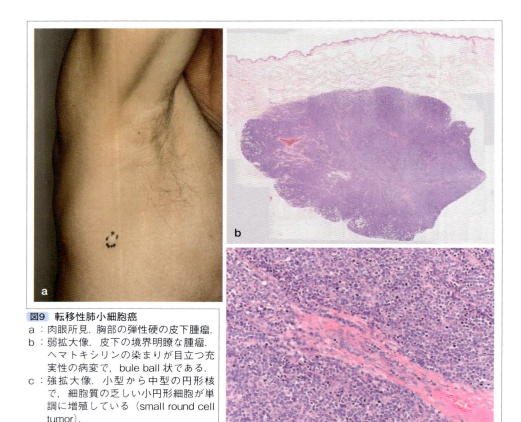

図9 転移性肺小細胞癌
a：肉眼所見．胸部の弾性硬の皮下腫瘤．
b：弱拡大像．皮下の境界明瞭な腫瘤．ヘマトキシリンの染まりが目立つ充実性の病変で，bule ball 状である．
c：強拡大像．小型から中型の円形核で，細胞質の乏しい小円形細胞が単調に増殖している（small round cell tumor）．
(a写真提供：埼玉医科大学国際医療センター皮膚腫瘍科・皮膚科 寺本由紀子先生)

図9a．小型から中型の円形核で，細胞質の乏しい小円形細胞が単調に増殖する 図9b, c．

転移性悪性黒色腫

- 転移性の悪性黒色腫は，黒色調隆起性の病変を呈する（無色素性病変を除く）図10．原発巣からリンパ流に沿って表層に起こることが多い(in transit metastasis)．
- 表皮内病変（*in situ* 病変）はみないときとみるときがあり，後者では原発性病変との鑑別が困難である．

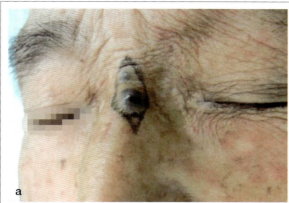
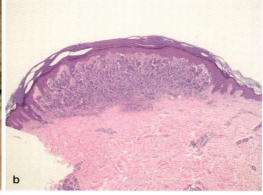
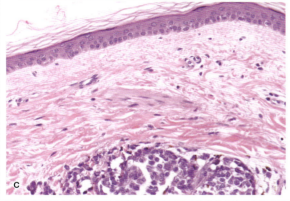

図10 転移性悪性黒色腫
a：肉眼所見．顔面の黒色腫瘤．
b：下方の大きい腫瘤の組織像（弱拡大）．表皮を圧排し，隆起が顕著である．本病変では in situ の所見は伴っていない．
c：上方の小さい腫瘤の組織像（強拡大）．核小体を伴う異型細胞の集簇巣を真皮にみる．
（a写真提供：埼玉医科大学国際医療センター皮膚腫瘍科・皮膚科　寺本由紀子先生）

（新井栄一）

脳

疾患の概要

- 脳実質内および髄膜（硬膜やくも膜）に腫瘍の主座が存在する．
- しばしば多発病巣を形成する．
- 髄膜播種を伴うこともある．
- 髄膜腫などの原発性脳腫瘍への腫瘍内転移をきたすこともある．

臨床所見

■ 好発年齢
- 癌腫の転移は中高年が多い．
- 小児の場合は原発性脳腫瘍のほうが多い．
- 小児では胚細胞腫瘍や胎児性腫瘍，骨肉腫などを考える．

■ 臨床症状
- 頭痛などの非特異的な症状で発見されることが多い．
- けいれんで発症する頻度も高い．
- 麻痺や発語障害など転移部位の巣症状がみられる．
- 頭蓋内圧亢進症に伴う頭痛，意識障害などがみられる．

■ 部位
- 大脳半球にしばしば多発性の病巣を形成する．
- 小脳半球への転移も比較的多い．
- 脳幹，脊髄は少ない．

原発部位の同定手順（臨床所見から）

1. 臨床情報を入手する

■ 既往歴
- 過去の腫瘍の治療歴および手術歴を確認する．
- 10年以上前の late recurrence の可能性もあることから，かなり以前の既往歴についても調べる必要がある．

■ 主訴，身体所見
- 術前の画像検査で，肺などに腫瘍が確認されていないかを確認する．

■ 性，年齢

女性
- 若年〜中後年の女性の場合は乳癌が最も多い．
- 中高年では肺癌の頻度が最も高い．
- 子宮癌，卵巣・卵管癌などの婦人科系腫瘍も増加している．

男性
- 中高年では肺癌が最も多い．
- 食道癌，胃癌，大腸癌などの消化器系も少なくない．
- 中高年の喫煙者では，泌尿器系も考慮する．

■ 腫瘍マーカー

- CEA（carcinoembryonic antigen）が高値の場合は肺や消化器系を考慮する．
- SCC（squamous cell carcinoma）抗原が高値の場合は食道や頭頸部を考慮する．
- 小細胞癌も少なくないため，proGRP（pro-gastrin-releasing peptide）やNSE（neuron-specific enolase）の検索も必要である．

■ その他の検査所見

- 呼吸器症状を確認する．
- 消化器症状を確認する．
- 皮膚病変，粘膜病変を確認する．

2. 画像診断を活用する

- 肺癌の頻度が圧倒的に高いため，肺や縦隔に陰影がないかまず調べる．
- 全身の腫瘍の検索にはPET-CTが有用である．

3. 腫瘍の存在部位に着目する

- 脳腫瘍が単発の場合は大腸癌，腎癌が多く，悪性黒色腫が最も少ない．
- 脳腫瘍が多発の場合は乳癌，肺癌が多く，大腸癌が最も少ない．
- 髄膜播種を伴うものは乳癌が最も多く，次いで肺癌が多い．

病理所見

HEおよび特殊染色所見

原発性脳腫瘍との鑑別をする 図1

- 類上皮型膠芽腫，神経内分泌への分化を示す膠芽腫，退形成性髄膜腫など上皮様形態を示す原発性脳腫瘍との鑑別が必要である．

腺癌かそれ以外の癌腫かを鑑別する 図2

- 原発としては肺，乳腺，消化管，婦人科などの頻度が高い．
- 乳頭状構造を呈する場合は，まず肺癌を考える．

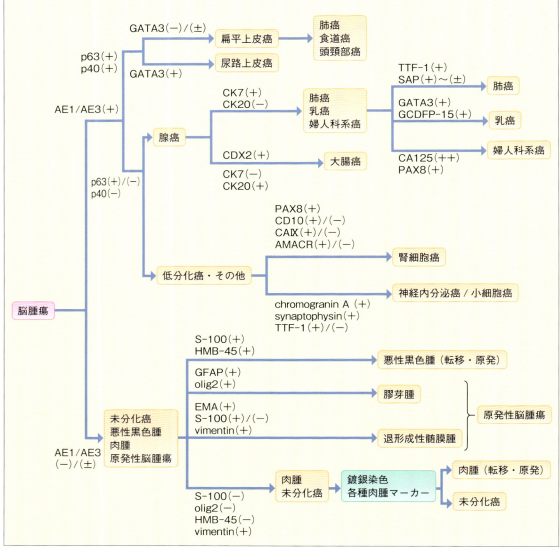

図1 癌腫の脳転移が疑われる脳腫瘍

- 充実胞巣状構造を示す場合は，まず乳癌を考える．
- 腺管状・乳頭腺管状構造を呈する場合は胃・大腸などの消化管を考える 図3 ．
- 女性の場合は子宮，卵巣，卵管などの婦人科系病変も考慮する．

扁平上皮癌か否かを鑑別する

- 原発巣としては食道，頭頸部，皮膚などがあげられる．
- 角化傾向に乏しい場合，低分化型腺癌や尿路上皮癌と鑑別する必要がある．

非腺癌，非扁平上皮癌か否かを検討する

- 小細胞癌の場合は肺原発の可能性が高いが，他部位もありうる．
- 淡明細胞や乳頭状構造を呈する場合，腎癌の可能性も考慮する．

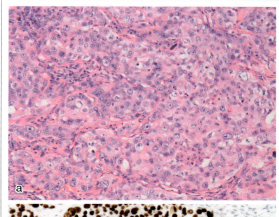
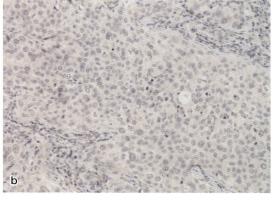

図2 大脳に転移した肺癌
a：HE 染色では扁平上皮癌が疑われたが，免疫染色で腺癌と確定された．
b：p40 免疫染色陰性．
c：TTF-1 免疫染色陽性．

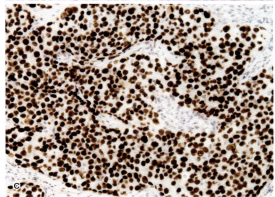

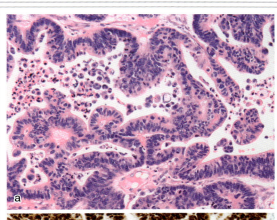
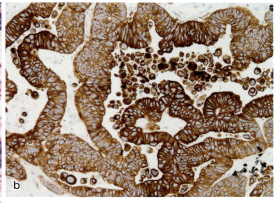

図3 小脳に転移した大腸癌
a：HE 染色．高円柱状の異型上皮の乳頭腺管状構造から成る．
b：CK20 免疫染色陽性．
c：CDX2 免疫染色陽性．

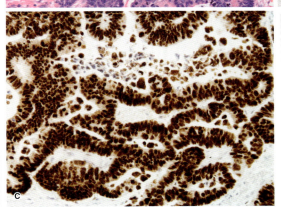

脳 | 91

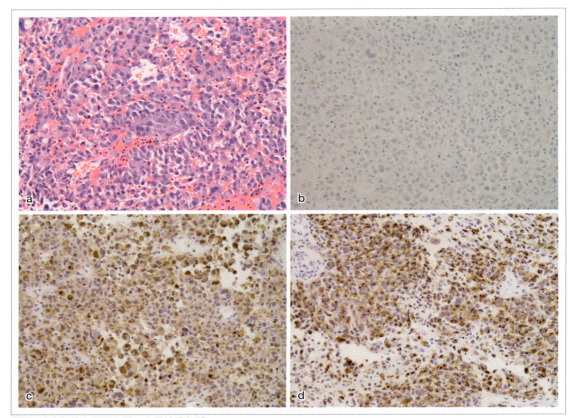

図4 腺癌転移と鑑別を要した悪性黒色腫
a：HE 染色．核偏在を示し腺癌が疑われた．
b：pan-CK（AE1/AE3）免疫染色陰性．
c：S-100 免疫染色陽性．
d：HMB-45 免疫染色陽性．

- 核異型が強く分化の低い腫瘍では，悪性黒色腫の可能性も考慮する 図4．
- まれではあるが肉腫の転移の可能性も考慮する．

免疫組織化学所見

腺癌の場合の原発部位を特定する

- CK7, CK20 の染色パターンは原発部位の特定に有用である．
- TTF-1（thyroid transcription factor 1），SAP（surfactant apoprotein）は肺原発の特定に有用である．
- CDX2 や MUC2（mucin 2）などの粘液形質は消化管原発の特定に有用である．
- GCDFP-15（gross cystic disease fluid protein-15），GATA3，estrogen receptor

cytokeratin 陰性腫瘍の場合には，悪性黒色腫の頻度も少なくないので考慮する必要がある．

- （ER），progesterone receptor（PgR）などは乳腺原発の特定に有用である．
- PAX8, CA125 などは婦人科原発の特定に有用である．

扁平上皮癌か否か鑑別する

- p40, p63 染色を行い，低分化型腺癌との鑑別を行う．
- 肺原発の場合は TTF-1 を併用するとより明確に特定できる．

非腺癌，非扁平上皮癌か否かの特定

- 腎癌の可能性のある場合は PAX8, CAIX, CD10, AMACR（α-methylacyl-CoA racemase）などを追加する．
- 上皮系マーカーに染色されない場合は悪性黒色腫も考慮し，HMB-45 や S-100 を追加する 図4．
- p63, p40 が陽性の場合は，尿路上皮癌も考慮し GATA3 などを追加する．

（渡辺みか）

消化管

疾患の概要

- 消化管に単発または多発の病変が形成される．
- 全身精査で他臓器に原発部位を認めない．
- 同時性または異時性に複数の臓器に腫瘍が認められる，あるいは全身に播種しているため，原発巣の特定が困難な場合もある．
- 内視鏡的または病理組織学的に原発性腫瘍の典型像を示さない．

臨床所見

■ 頻度（転移性腫瘍）
- 剖検症例でみた悪性腫瘍の消化管への転移の頻度は，「小腸＞大腸＞胃＞食道」である．
- 臓器別にみた転移性腫瘍の原発巣の頻度は以下の通りである．
  食道：肺癌が圧倒的に多く，次いで胃癌が多い．その他，乳癌，膵癌などがある．
  胃：肺癌，乳癌，膵癌，食道癌が多い．
  小腸，大腸：胃癌，肺癌，膵癌が多い．大腸では女性の場合，子宮癌，卵巣癌の転移も多い．
- その他，全般的に消化管に転移をきたしやすい腫瘍として，メラノーマがある．

■ 好発年齢
- 一般的に中高年者に多い．
- 若年発症の場合，若年期特有の疾患（後述）の可能性を考慮する．
- 時に若年発症の胃癌，乳癌の全身播種の部分像としてみることがある．

■ 臨床症状
- 嚥下困難，嘔吐，吐血，胸腹部不快感，腹痛，イレウス，腹部膨満感，便秘，下痢，下血などの非特異的な消化器症状がみられる．腸重積，穿孔をきたすこともある．
- 貧血，発熱，全身倦怠感などの全身症状がみられる．

■ 部位
- 食道
- 胃
- 小腸
- 大腸，虫垂

- 肛門
- 腸間膜
- リンパ節

原発部位の同定手順（臨床所見から）

1. 臨床情報を入手する

■ 既往歴
- 悪性腫瘍の既往歴，手術歴について確認する．悪性腫瘍の既往がある場合は，組織型，病期を確認し，必要に応じて既往の病理標本を参照する．
- 乳癌，腎癌などのように，手術後数年～十数年後に再発する例もあるので，注意する．

■ 症状，身体所見
- 消化器症状以外の症状（呼吸器症状，血尿，排尿異常，性器出血など）がないか確認する．
- ホルモン異常に関連した症状は性腺，内分泌臓器などの機能性腫瘍の存在を示唆する．
- 骨転移が示唆される場合は，前立腺癌や乳癌などの骨転移の頻度の高い腫瘍やリンパ・造血器腫瘍を考慮に入れる．
- メラノーマが疑われた場合には，原発巣について全身の皮膚粘膜をくまなく検索する必要がある．

■ 性，年齢
- 女性の場合は，乳腺，婦人科領域原発の腫瘍，男性の場合は前立腺癌の可能性を考慮する．妊娠の可能性のある女性の場合は，絨毛性腫瘍も考慮する．
- 若年発症の場合，胚細胞腫瘍，円形細胞肉腫，リンパ・造血器腫瘍の可能性も考慮する．

■ 腫瘍マーカー
- 血清腫瘍マーカーの測定は胚細胞腫瘍，甲状腺癌，前立腺癌，卵巣・卵管・腹膜癌で有用である．
  AFP（α-fetoprotein），hCG（human chorionic gonadotropin）：非セミノーマ性胚細胞腫瘍
  Thyroglobulin（Tg）：甲状腺癌
  PSA（prostate specific antigen）：前立腺癌
  CA125：卵巣・卵管・腹膜癌
- その他，可溶性 IL-2 受容体値の著高は悪性リンパ腫を示唆する．

2. 画像診断を活用する

- 原発不明癌の原発巣特定には，頸部から骨盤部までの CT が第一選択として推奨される．原発巣特定における PET-CT の有用性についてのエビデンスは確立されていない．

- 一般的には，最も大きい病変の主座が原発巣の候補となるが，原発巣が小さかったり，退縮したりする例外もある．リンパ節腫大が多数みられる場合は，その分布が原発巣特定の参考になることがある．
- 乳癌が疑われる場合には，マンモグラフィ，エコー，MRIによる検索が必要である．
- 胚細胞腫瘍が疑われる場合は，性腺のほか，縦隔，後腹膜の検索も必要である．

3. 内視鏡所見を確認する

- 遠隔転移や周囲臓器，リンパ節から直接浸潤した腫瘍の場合，正常粘膜に覆われた粘膜下腫瘍様の形態を示すことが多い．腫瘍径に対して比較的深くて大きな陥凹を形成することが多い（bull's eye sign，target sign）．ただし，病変が進行すると，粘膜が破綻し，原発性腫瘍と同様の形態を示す．
- 乳腺の浸潤性小葉癌の転移の場合，スキルス胃癌（linitis plastica）様の形態をとることが多い．胃の低分化癌の大腸転移でも同様の形態を示すことが多い．
- メラノーマの場合，黒色〜灰色調の分葉状の隆起性病変を示すことが多い．原発性の場合は，周囲に黒色斑（メラノサイトーシス）をしばしば伴う．
- 食道において，病変がBarrett食道に接する場合，Barrett腺癌を除外する必要がある．

病理所見

肉眼所見

- 「内視鏡所見を確認する」（前述）を参照のこと．

HE染色所見

総論

■ 原発性か転移性かの鑑別

- 原発性か転移性かの鑑別には，組織型が最も重要である．上皮性腫瘍の場合，以下の点も鑑別の参考になるが，生検では判断が困難なことが多い．
- 原発性を支持する所見は，粘膜内に病変があり，非腫瘍性上皮との連続性がある場合，前癌病変や上皮内病変が存在する場合である．

消化管は特異度の高い免疫染色のマーカーが少ないことから，原発性または転移性の判断が難しいことがある．組織像だけでなく，臨床経過，画像所見，内視鏡所見と併せて，総合的に判断する必要がある．

- 転移性を支持する所見は，粘膜表層の上皮が保たれていて，深部にのみ浸潤がある場合，脈管侵襲が優勢な場合である．

■ 組織型の鑑別
- 上皮性または非上皮性腫瘍の鑑別を行う．
- 上皮性腫瘍については，扁平上皮癌，腺癌，尿路上皮癌の鑑別を行う．
- 腺癌の場合，分化型の腫瘍であれば，腺腔構造や乳頭状構造などの増殖パターン，構成細胞で原発巣を類推することも可能である．
- 低〜未分化な腫瘍であれば，低分化癌，神経内分泌腫瘍，肉腫，メラノーマ，リンパ・造血器腫瘍，胚細胞腫瘍を鑑別する必要がある．構成細胞によって分類し（小型円形細胞腫瘍，紡錘形細胞腫瘍，多形細胞腫瘍），鑑別疾患を絞ったうえで免疫染色による検討を行う．小型円形細胞腫瘍の場合は，神経内分泌腫瘍，リンパ・造血器腫瘍，メラノーマ，円形細胞肉腫（Ewing肉腫，横紋筋肉腫，滑膜肉腫，線維形成性小細胞腫瘍，淡明細胞肉腫など）の鑑別が重要である．
- メラノーマの場合，メラニン顆粒を見つけることが診断の手がかりになるが，無色素性のメラノーマも存在するので注意を要する．原発性か転移性かの鑑別には上皮内病変の有無，周囲のメラノサイトーシスの有無が参考になる．
- 絨毛癌の成分を認めた場合，原発性か転移性かを鑑別する必要がある．胃・大腸原発の絨毛癌の場合，通常型の腺癌成分が併存することが多い．

■ その他
- 胸腹水がある場合は，胸膜・腹膜播種の可能性も考えられるため，穿刺液のセルブロックも検討する．

各論

■ 食道
- Barrett食道以外で腺癌が認められた場合は，まず転移を疑う．まれに異所性胃粘膜由来の腺癌，食道腺に由来する腺様嚢胞癌や粘表皮癌が発生することがあるので注意する．
- 生検での転移性扁平上皮癌と原発性食道癌との鑑別は困難なことが多い．非腫瘍性の扁平上皮との連続性，前癌病変の存在は原発性を支持する．
- 癌肉腫において，肉腫や肉腫様癌（肺の多形癌など）の転移との鑑別が問題になることがある．扁平上皮癌成分と非腫瘍性扁平上皮との連続性，前癌病変の存在が原発性の診断の手がかりとなりうるが，生検では判断が困難なことが多い．

■ 胃・十二指腸
- 扁平上皮癌が認められた場合は，まず転移を疑う．生検などの小検体では扁平上皮分化を伴った成分を部分的に見ている可能性があるので注意を要する．
- 胃原発の腺癌は形態学的に多様性が幅広いため，形態像だけで原発を否定することは難しい．
- 膵癌，胆管癌の浸潤との鑑別がしばしば問題となるが，形態像のみでの鑑別は難しい．画像，内視鏡所見による病変の主座の確認が必要である．
- 乳腺の浸潤性小葉癌は印環細胞癌に類似した腫瘍細胞が浸潤するため，原発性腫瘍との鑑別に注意すべきである 図1a ．

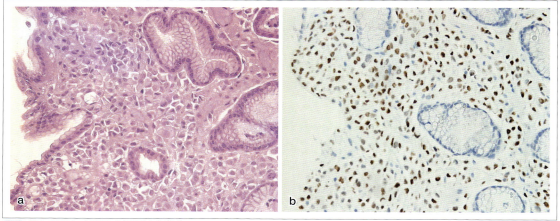

図1 胃に転移した乳腺の浸潤性小葉癌
a：HE 染色．印環細胞癌に類似した腫瘍細胞がびまん性に浸潤する．胃原発腫瘍との鑑別が問題となる．
b：GATA3 陽性は乳腺原発を示唆する．

- 肝様腺癌と肝細胞癌の浸潤・転移との鑑別が問題となることがある．肝様腺癌の場合，組織学的に不均一性を示し，通常型の腺癌成分，卵黄嚢腫瘍様成分，胎児消化管類似癌成分を伴うことが多い．

■ 小腸・大腸・肛門
- 肛門を除いて，扁平上皮癌はまれであり，まず転移を疑う．
- 虫垂と卵巣の両方に粘液性腫瘍を認める場合，HE 染色で虫垂原発と卵巣原発を鑑別することは困難であるが，腹膜偽粘液腫の多くは虫垂原発の粘液性腫瘍が卵巣に転移したものである．卵巣に境界悪性腫瘍様の病変が存在していても，必ずしも卵巣原発の根拠とはならない．
- 骨盤内の病変においては，直腸原発と子宮および付属器原発の腫瘍の鑑別が問題となることがあり，特に類内膜癌，粘液性腫瘍との鑑別が重要である．
- 腹膜中皮腫，原発性腹膜癌は，基本的に腹膜病変（播種病変）として現れるが，まれに生検で検出された場合は，原発巣の特定が困難なことがある．原発性腹膜癌の確定診断には卵巣に有意なサイズ（5 mm 以上）の病変が存在しないことを示す必要がある．
- 印環細胞癌様の腫瘍を認めた場合は，胃癌，乳癌（浸潤性小葉癌）の転移の可能性を慎重に除外すべきである．また，虫垂の場合は虫垂原発の杯細胞カルチノイドとの鑑別も必要である．

免疫組織化学所見

総論
- HE 染色で形態学的に分化が明らかでない腫瘍については，pan-CK（AE1/AE3），CAM5.2，vimentin，S-100，LCA（leukocyte common antigen）の免疫染色を行い，低分化癌，肉腫，メラノーマ，リンパ・造血器腫瘍の鑑別を行う．形態学的

- に神経内分泌腫瘍，胚細胞腫瘍を疑う場合は，神経内分泌マーカー，SALL4 の免疫染色を行う．
- 上皮性腫瘍の場合，p40（p63），34βE12，CK5/6 の免疫染色を行い，びまん性に陽性であれば，扁平上皮癌，尿路上皮癌の可能性を考える．GATA3 陽性であれば，尿路上皮癌を考える．
- 非扁平上皮癌の原発巣特定には，CK7/CK20 の染色パターンを参考にする．cytokeratin（CK）と vimentin の共発現，CEA（carcinoembryonic antigen）の発現の有無も原発巣を絞り込む参考となる．
- 最終的に臓器特異度の高い抗体を使用して，原発巣の特定を行う．ただし，臨床所見，HE 染色所見，CK7/CK20 の染色パターンなどにより，あらかじめできるだけ原発巣の候補を絞り込むのが望ましい．また，特異度の高い抗体でも例外的な染色パターンを示す例があるため，複数の抗体を組み合わせて使用することが望ましい．

各論

- 免疫染色による扁平上皮癌の原発巣の特定は一般的に困難であるが，胸腺癌は CD5 陽性，PAX8 陽性，C-KIT 陽性で鑑別できる．HPV（ヒトパピローマウイルス）関連の扁平上皮癌（咽頭，子宮頸部，肛門）は p16 陽性で推定が可能である．NUT（nuclear protein of the testis）癌は扁平上皮癌様の組織像，免疫染色所見を示すことがあるが，NUT の免疫染色で鑑別できる．
- 大腸癌のマーカーとして CK7 陰性，CK20 陽性，CDX2 陽性の所見が簡便かつ有用である．また，SATB2 陽性，β-catenin の核内発現，MUC5AC 陰性の所見も大腸癌に比較的特異度の高い所見であり，補助的に組み合わせて用いることにより，他臓器原発の粘液性腫瘍との鑑別に役立つ．粘液性腫瘍（大腸，虫垂，卵巣，膵）の鑑別を 表1 に示す．
- 大腸癌と類内膜癌の浸潤・転移の鑑別の簡便なマーカーとして CK7，CK20，CDX2 が用いられる．補助的に SATB2，CEA，estrogen receptor（ER），PAX8 を用いるのも有効である 表2 図2．
- 消化管原発の腺癌と肺の非粘液性腺癌の転移の鑑別には CDX2，HNF4α，TTF-1（thyroid transcription factor 1），Napsin A が有用である 表3 図3．浸潤性粘液性腺癌，コロイド腺癌などの粘液性の肺腺癌は HNF4α 陽性，TTF-1 陰性を示すことが多いため注意が必要である．
- 消化管原発の印環細胞癌と乳腺の浸潤性小葉癌の転移との鑑別には，CDX2，ER，mammaglobin，GCDFP-15，GATA3 が有用である 表4 図1b．

SATB2 は，大腸・虫垂原発の腫瘍に特異度の高い転写因子系のマーカーである．ただし，鼻腔癌，腎淡明細胞癌および骨肉腫などの骨芽細胞分化を示す腫瘍で陽性になることがある．したがって，①免疫染色を行う前に形態像で鑑別診断を絞り込む，②CK7，CK20 などと組み合わせて使用する，③大腸・虫垂癌と，卵巣や膵の粘液性腺癌の鑑別など，適切な設定のもとで使用する．

表1 免疫染色による粘液性腺癌の鑑別

	大腸	虫垂	卵巣	膵
CK7	−	−>+	+	+
CK20	+	+	+/−	+/−
CDX2	+	+	−>+	−>+
SATB2	+	+	−	−
β-catenin（核）	+/−	−	−	−
PAX8	−	−	+/−	−
MUC2	+	+	−>+	−>+
MUC5AC	−	+	+	+
MUC6	−	−	−>+	+

表2 免疫染色による大腸癌と類内膜癌の鑑別

	大腸癌	類内膜癌
CK7	−	+
CK20	+	−
CDX2	+	−
SATB2	+	−
CEA	+	−
ER	−	+
PAX8	−	+

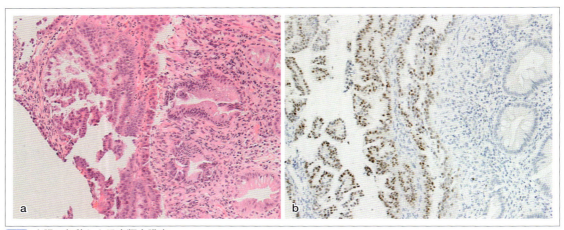

図2 大腸に転移した子宮類内膜癌
a：HE染色．乳頭状〜管状構造の腫瘍が浸潤するが，形態像のみでは原発巣の特定は難しい．写真右側は既存の腸上皮．
b：PAX8陽性は，婦人科臓器由来の腫瘍を示唆する．

表3 免疫染色による消化管癌と肺癌の鑑別

	胃癌	大腸癌	肺非粘液性腺癌	肺粘液性腺癌
CK7	+/−	−	+	+
CK20	+/−	+	−	+/−
CDX2	+/−	+	−	−>+
SATB2	−	+	−	−
HNF4α	+	+	−	+/−
TTF-1	−	−	+	−>+
Napsin A	−	−	+	−>+

表4 免疫染色による消化管癌と乳癌の鑑別

	消化管癌	乳癌
CDX2	+/−	−
ER	−	+/−
mammaglobin	−	+/−
GCDFP-15	−	+/−
GATA3	−	+

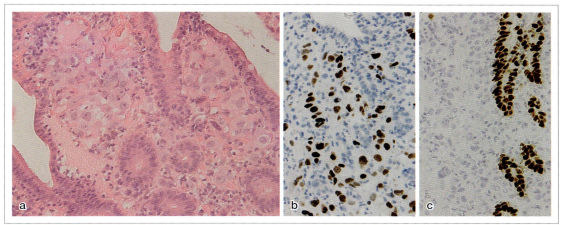

図3 大腸に転移した肺腺癌
a：HE 染色．間質に低分化癌の浸潤を認める．
b，c：TTF-1 陽性（b），CDX2 陰性（c）は肺原発を示唆する．

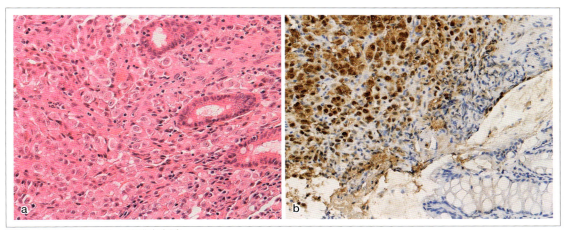

図4 大腸粘膜に浸潤した腹膜中皮腫
a：HE 染色．核小体の明瞭な低分化な腫瘍が浸潤する．
b：calretinin 陽性は中皮腫を示唆する．

- 胃肝様腺癌と肝細胞癌の浸潤・転移の鑑別に AFP, Glypican 3, arginase 1, Hep-Par1 は役に立たない．SALL4, claudin-6 が胃肝様腺癌で陽性であり，鑑別に有用であるとの報告がある．
- 膵導管癌の約半数で SMAD4 の発現低下を認めるため，消化管癌との鑑別に役立つことがある．
- メラノーマの診断には S-100, HMB-45, Melan A, SOX10 が有用である．
- 中皮腫の診断には calretinin, D2-40, WT-1 が有用であるが，肉腫型の中皮腫では陽性率が低い 図4 ．
- 腎細胞癌の診断には PAX8 が有用である 図5 ．
- 性索間質性腫瘍の診断には α-inhibin, calretinin, SF-1, FOXL2 が有用である．
- 診断の流れを 図6, 7 に示す．

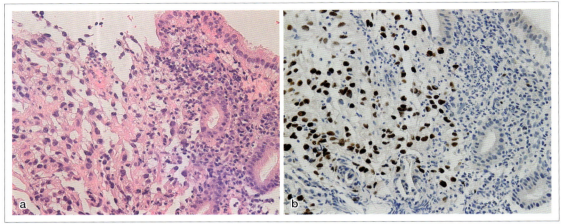

図5 胃に転移した腎細胞癌
a：HE 染色．淡明な細胞質を有する腫瘍細胞が浸潤する．
b：PAX8 陽性は，HE 染色の形態像と併せ，腎細胞癌の転移を示唆する．

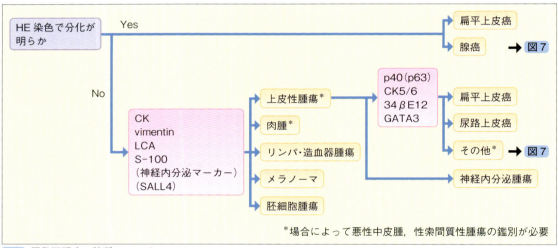

図6 原発不明癌の診断フローチャート

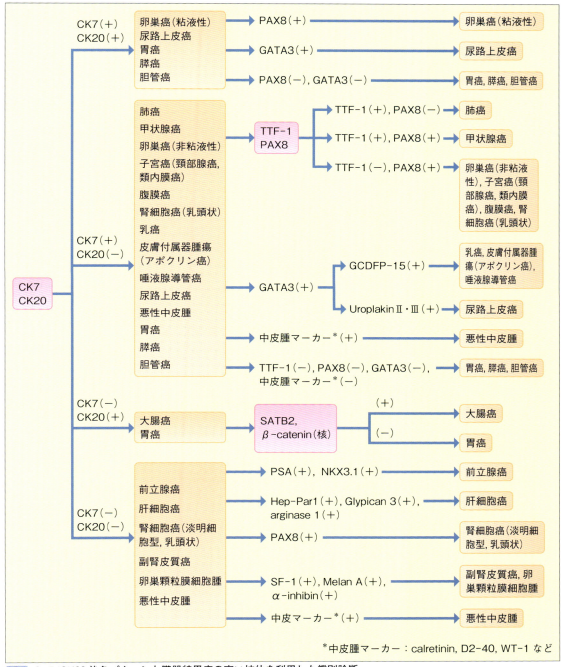

図7 CK7/CK20染色パターンと臓器特異度の高い抗体を利用した鑑別診断

(中塚伸一)

頭頸部

疾患の概要

- 頭頸部腫瘍における原発不明癌は，そのほとんどが頸部リンパ節に生じる．組織学的あるいは細胞学的に癌が証明され，原発巣検索を行っても初回治療開始までに原発巣が発見できない症例を「原発不明頸部転移癌」と定義している．
- 原発不明頸部転移癌の多くは頭頸部原発であるが，肺や消化器などからの転移を認めることもあるので注意を要する．
- UICC（Union for International Cancer Control）による「TNM 悪性腫瘍の分類（第8版）」（2017年改訂）では，組織検査にて p16 免疫染色が陽性であった場合はHPV（ヒトパピローマウイルス）関連中咽頭癌として，EBV（Epstein-Barr virus）が検出された場合は上咽頭癌として扱われる．したがって，原発不明頸部転移癌を認めた場合には，p16 免疫染色や EBER（Epstein-Barr virus encoded small RNA）の in situ hybridization 法（EBER-ISH）が必須の検査となる．

臨床所見

■ 好発年齢，性
- 頭頸部癌の好発年齢は 60〜70 歳代で，男性に多い．
- 頻度は頭頸部癌の 3〜5％とされる．

■ 臨床症状
- 無痛性の頸部リンパ節腫大がほとんどである．ただし，感染を伴った場合は疼痛を生じることもある．
- 上咽頭癌の場合には，鼻出血あるいは血痰，耳閉感などを伴うことがある．
- 中咽頭癌，下咽頭癌の場合には，咽喉頭違和感，血痰などを伴うことがある．

■ 部位
- 頸部リンパ節（レベル分類：Level Ⅰ〜Ⅵ）図1：症状に関する問診とともに，頸部リンパ節腫大の存在部位から，原発巣の局在を予想する．
- 顎下部，上内深頸部，中内深頸部領域（Level Ⅰ〜Ⅲ）に扁平上皮癌のリンパ節転移を認めた場合は，頭頸部癌を疑う．
- 上内深頸部や中内深頸部領域（Level Ⅱ，Ⅲ）に囊胞変性した扁平上皮癌の転移を認めた場合は，口蓋扁桃原発の中咽頭癌，特に HPV 関連中咽頭癌を疑う．
- 下内深頸部領域や気管傍領域，鎖骨上領域のみ（Level Ⅳ，ⅤB）に，腺癌のリンパ節転移を認めた場合は，甲状腺癌か，鎖骨以下の胸腹部領域原発が疑われる．

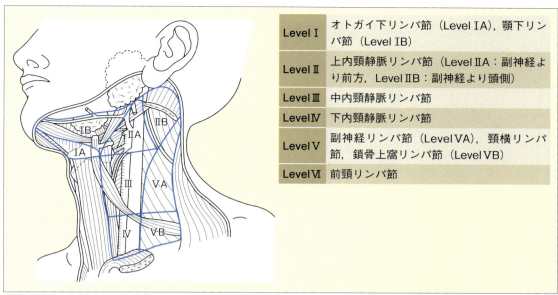

図1 頸部リンパ節のレベル分類
LevelⅥは省略.
(日本口腔腫瘍学会口腔癌治療ガイドライン改訂委員会ほか編. 科学的根拠に基づく口腔癌診療ガイドライン2013年版. 東京:金原出版;2013.)

■ 画像診断
- CT,MRI,PET-CT,頸部超音波検査などで頸部リンパ節転移の局在,性状を確認するとともに,進行度の評価と原発巣の検索を行う.

■ TNM分類
- HPV/p16およびEBVの陰性・陽性によってTNM分類が異なる 表1〜3 .HPV(あるいはp16)およびEBVが検出された場合は,それぞれ中咽頭癌p16陽性例,上咽頭癌の進行度分類を適用する.一方,UICC「TNM悪性腫瘍の分類(第8版)」では,これらのウイルス関連癌を除いた原発不明頸部転移癌のN分類において,臨床的または病理学的にリンパ節節外浸潤(extracapsular extension:ECE)を認めた場合,N3bと規定している.

原発部位の同定手順(臨床所見から)

1. 臨床症状を入手する

■ 既往歴
- 既往歴から頸部リンパ節転移巣が,以前に治療した原発腫瘍に組織学的に関係している患者のほか,悪性リンパ腫の患者は原発不明癌から除外する.

■ 主訴,身体所見
- 頸部リンパ節腫脹:頸部リンパ節腫脹以外に症状がない場合も多い.
- 鼻出血,耳閉感,血痰,咽喉頭違和感:原発巣が顕在化しておらず,明らかな咽喉頭症状も乏しいが,原発巣の局在に応じて,上咽頭であれば鼻出血や耳閉感を,中下咽頭であれば咽喉頭違和感や血痰を認めることがある.

表1 頭頸部癌のTNM分類（HPV/p16およびEBV陰性，または不明）

T：原発腫瘍	T0	原発腫瘍を認めない
N：領域リンパ節	N1	一側の単発性リンパ節転移で最大径が3cm以下かつ節外浸潤なし
	N2	以下に記す転移：
	N2a	一側性の単発性リンパ節転移で最大径が3cmをこえるが，6cm以下，かつ節外浸潤なし
	N2b	一側の多発性リンパ節転移で最大径が6cm以下かつ節外浸潤なし
	N2c	両側または対側のリンパ節転移で最大径が6cm以下かつ節外浸潤なし
	N3a	最大径が6cmをこえるリンパ節転移で節外浸潤なし
	N3b	単発性または多発性リンパ節転移で臨床的節外浸潤*あり
M：遠隔転移	M0	遠隔転移なし
	M1	遠隔転移あり

*皮膚浸潤か，下層の筋肉もしくは隣接構造に強い固着や結合を示す軟部組織の浸潤がある場合，または神経浸潤の臨床的症状がある場合は，臨床的節外浸潤として分類する．

病期分類

Stage	T	N	M
Ⅲ期	T0	N1	M0
ⅣA期	T0	N2	M0
ⅣB期	T0	N3	M0
ⅣC期	T0	N1, N2, N3	M1

（日本頭頸部癌学会編．頭頸部癌診療ガイドライン．2018年版．東京：金原出版；2018）

表2 頭頸部癌のTNM分類（HPV/p16陽性）

T：原発腫瘍	T0	原発腫瘍を認めない
N：領域リンパ節	N1	一側の頸部リンパ節転移で最大径がすべて6cm以下
	N2	両側または対側の頸部リンパ節転移で最大径がすべて6cm以下
	N3	最大径が6cmをこえる頸部リンパ節転移
M：遠隔転移	M0	遠隔転移なし
	M1	遠隔転移あり

病期分類

Stage	T	N	M
Ⅰ期	T0	N1	M0
Ⅱ期	T0	N2	M0
Ⅲ期	T0	N3	M0
Ⅳ期	T0	N1, N2, N3	M1

（日本頭頸部癌学会編．頭頸部癌診療ガイドライン．2018年版．東京：金原出版；2018）

- 頭頸部の視触診が重要：特に，口蓋扁桃，舌根扁桃，上咽頭，下咽頭梨状陥凹は隠れた原発巣の有力候補であるので注意が必要である．

■ **性，年齢**
- 頭頸部癌の好発年齢である60〜70歳代，男性に多い．
- HPV/p16陽性中咽頭癌は50〜60歳代の中高年層に多く，上咽頭癌は若年層（20歳代）にも認められる．

表3 頭頸部癌のTNM分類（EBV陽性）

T：原発腫瘍	T0	原発腫瘍を認めない
N：領域リンパ節	N1	輪状軟骨の尾側縁より上方の一側頸部リンパ節転移，および/または一側/両側咽頭後リンパ節転移で最大径が6 cm以下
	N2	輪状軟骨の尾側縁より上方の両側頸部リンパ節転移で最大径が6 cm以下
	N3	最大径が6 cmをこえる頸部リンパ節転移，および/または輪状軟骨の尾側縁より下方に進展
M：遠隔転移	M0	遠隔転移なし
	M1	遠隔転移あり

病期分類

Stage	T	N	M
II期	T0	N1	M0
III期	T0	N2	M0
IVA期	T0	N3	M0
IVB期	T0	N1, N2, N3	M1

（日本頭頸部癌学会編．頭頸部癌診療ガイドライン．2018年版．東京：金原出版；2018）

ウイルス検索，腫瘍マーカー検索

- HPV/p16，およびEBVの検索が重要である．
  - HPV DNAは頭頸部扁平上皮癌の25％で検出され，その90％が16型HPVで，特に中咽頭癌で検出頻度が高い（35〜55％）．一方，EBER-ISHにて，上咽頭癌の約70％でEBVが検出される．そのため，UICC「TNM悪性腫瘍の分類（第8版）」では，原発不明頸部転移癌でHPV陽性あるいはそのサロゲートマーカーであるp16免疫染色陽性の場合はHPV関連中咽頭癌として，またEBER-ISH陽性の場合は上咽頭癌として分類されることとなり，p16免疫染色およびEBER-ISHは必須の検査である．2018年の「原発不明がん診療ガイドライン（改訂第2版）」でも，両検査を「推奨度：強，エビデンスレベル：B」で推奨している．
- 転移性リンパ節内のThyroglobulin（Tg）値：転移性リンパ節からの穿刺細胞診（fine needle aspiration biopsy：FNAB）だけでなく，その穿刺液を生理食塩水1〜2 mLで希釈してTg値の異常高値を測定することで甲状腺癌の転移を予測する．

その他検査所見：喉頭内視鏡での観察所見

- 現在の頭頸部癌の原発検索には，最も有効かつ重要なツールである．
- 高解像度のCCDカメラで鼻腔，上咽頭，中咽頭，下咽頭を隈なく観察できる．
- narrow band imaging（NBI）にて微小癌（表在癌）を検出する方法も有効である．
- 下咽頭の輪状後部および梨状陥凹先端付近の観察には，体位の工夫で原発巣が発

まずは組織型の特定を第一に行い，組織型に従って原発臓器特定のための免疫染色を施行する．特に，扁平上皮癌であれば頭頸部癌を念頭におき，p16免疫染色およびEBER-ISHを施行する．

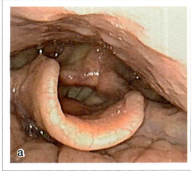
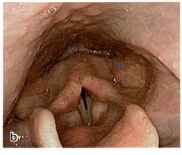
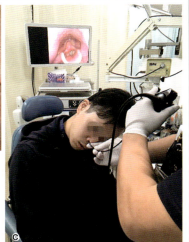

図2 内視鏡による下咽頭の観察
a：正常位．下咽頭の尾側，梨状陥凹がよく見えない．
b，c：キリアン変法．cのような姿勢をとることで下咽頭輪状後部から梨状陥凹（＊）が広く展開されて見える．

見できることもある 図2．

2．画像診断を活用する

- 胸部X線写真，頭頸部造影CT，MRIが施行される．CT，MRIでは特に造影効果のある粘膜面の肥厚をはじめ，左右の非対称性を読影することが重要である．
- 甲状腺癌が疑われる場合には，頸部超音波検査も有用である．
- PETないしPET-CTも原発巣検索に使用されており，PET単独での原発巣検出率は約30％，PET-CTでは50％程度とされている．一般的には5 mm以下の小さな原発巣では解像度の関係で検出が難しい．むしろ鎖骨以下の胸腹部由来の臓器が原発巣である場合により有効である．

3．腫瘍の存在部位に着目する

- ここまでの検査でも原発が不明な場合は，咽頭，特に上咽頭や舌根，下咽頭などのランダム生検や口蓋扁桃摘出術を考慮する．頸部リンパ節転移と反対側の口蓋扁桃に原発巣が約10％の症例で発見されることから，両側の口蓋扁桃摘出術を推奨する報告もある．
- 非常にまれではあるが，鼻副鼻腔を含む上部消化管，気道，縦隔，膀胱など，身体の正中線上にある器官に発生した原発不明癌の小児および若年成人患者では，nuclear protein in testis（NUT）midline carcinomaも考慮する．一般的に組織像からでは診断不可能で，染色体転座t(15;19)によって形成される癌遺伝子*BRD4-NUT*が同定される．進行が速く悪性度が高い腫瘍で，通常の癌治療に抵抗性であるのが特徴である．

病理所見

1. 組織型を検討する

- 癌とそれ以外の腫瘍の鑑別については，cytokeratin（CK）を用いた免疫染色が有用であるが，肉腫様癌では染色性が低下すること，肉腫でも陽性所見を示すことがあることを念頭に置く．
- 神経内分泌癌を疑う場合は，synaptophysin，chromogranin A，CD56，INSM1（insulinoma-associated protein 1）などの神経内分泌マーカーを用いる．神経内分泌癌はさまざまな臓器に発生するため，原発臓器については臨床画像的に特定する．
- LCA（leukocyte common antigen）は悪性リンパ腫のマーカーであるが，LCA陰性例も存在するため，注意が必要である．たとえば，未分化大細胞型リンパ腫（anaplastic large cell lymphoma）はLCA陰性であるため，ALK1（anaplastic lymphoma kinase protein 1）やCD30などの抗体を加える必要がある．
- メラニン色素産生性の悪性黒色腫では免疫染色は必要ないが，非色素性悪性黒色腫では，S-100，Melan A，HMB-45，SOX10，MITF（microphthalmia-associated transcription factor）などの抗体が有用である．
- 胚細胞性腫瘍は，さまざまな臓器に発生し，多彩な臨床像，組織像を呈する．胚細胞腫瘍全般のマーカーとしてSALL4が有用であるが，非胚細胞性腫瘍においても陽性を示すことがあるため注意が必要である．

2. 組織型別に原発臓器を特定する（特に，扁平上皮癌と腺癌について）

■扁平上皮癌

- 頭頸部領域で原発不明扁平上皮癌が認められた場合，まず頭頸部領域の扁平上皮癌の転移を考える．特に扁桃を中心とした咽頭粘膜が原発であることが多い．臨床上，p16陽性であれば中咽頭癌，EBER-ISH陽性であれば上咽頭癌として扱われる．
- 肺，食道なども原発臓器としてあがるが，基本的に扁平上皮癌には臓器特異的マーカーが存在しないため，病理学的に原発臓器を特定することは困難であり，臨床画像的に原発巣を特定する必要がある．

■腺癌

- 腺癌では，CK7とCK20の組み合わせによる原発臓器の推定が行われる．頭頸部領域で原発不明の腺癌が認められた場合，唾液腺，甲状腺，肺，乳腺，胃などが原発臓器としてあげられる．
- **唾液腺癌**：導管上皮細胞/腺房細胞への分化を示すものは通常CK7陽性，CK20陰性を示す．腺様嚢胞癌と唾液腺導管癌は篩状構造を示し，腺様嚢胞癌では真腔と偽腔の2つの腔の同定が診断に有用であり，C-KIT陽性を示すことも知られているが，その特異性は低い．唾液腺導管癌は，しばしば乳管癌に類似した組織像を呈し，GCDFP-15とandrogen receptor（AR）を発現することが診断の補助とな

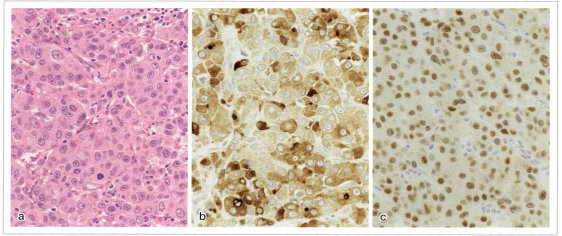

図3 唾液腺導管癌リンパ節転移
a：HE 染色
b：GCDFP-15 免疫染色陽性.
c：androgen receptor（AR）免疫染色陽性.

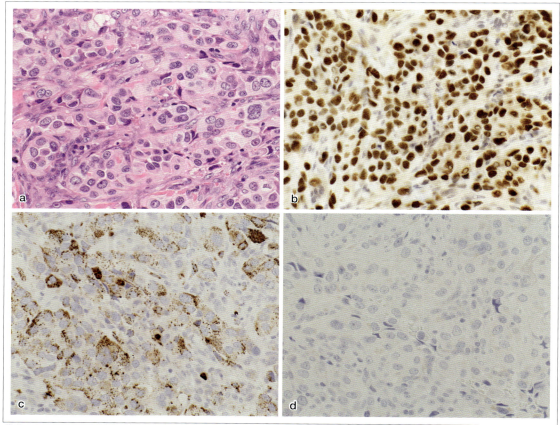

図4 肺腺癌リンパ節転移
a：HE 染色
b：TTF-1 免疫染色陽性.
c：Napsin A 免疫染色陽性.
d：thyroglobulin（Tg）免疫染色陰性.

るが 図3．組織像や免疫染色のみでは乳癌との鑑別は困難であることから，臨床所見，画像所見を併せた総合的判断が必要である．

- **肺腺癌**：粘液非産生性の肺腺癌は，CK7 陽性，CK20 陰性を示し，その他，肺腺癌に特異性の高いマーカーとして，TTF-1, Napsin A, SP-A (surfactant protein A) があげられる．なかでも，TTF-1 は感度・特異度ともに高いが，甲状腺癌も陽性を示す．なお，粘液性腺癌では陰性である．肺腺癌と甲状腺癌の鑑別には Napsin A・SP-A（肺腺癌で陽性）および Tg, PAX8（甲状腺癌で陽性）などを併用する 図4．

- **甲状腺癌**：組織内にコロイドの存在が認められれば，甲状腺癌（乳頭癌，濾胞癌）を疑う根拠となる．また，核溝，核内封入体，すりガラス状核などの特徴的な核所見は，甲状腺乳頭癌を疑う所見である．甲状腺癌は，CK7 陽性，CK20 陰性を示し，その他，甲状腺癌に特異性の高いマーカーとして，TTF-1, Tg, PAX8 があるが，肺腺癌でも TTF-1 が陽性となる．髄様癌では calcitonin 免疫染色が有用である．

- **乳癌**：通常 CK7 陽性，CK20 陰性を示すが，CK7 陰性の乳癌も存在する．乳癌に特異性の高いマーカーには，GCDFP-15 や mammaglobin, GATA3 があるが，GCDFP-15 は唾液腺腫瘍や皮膚腫瘍でも陽性を示すことがあり，GATA3 は尿路上皮癌のマーカーでもある．estrogen receptor (ER), progesterone receptor (PgR) などのホルモンレセプター陽性の乳癌では，ER なども検索に有用であるが，卵巣癌や内膜癌でも陽性になるほか，他の臓器の腫瘍でも陽性を示すことがある．

- **胃癌**：CK7 陽性，CK20 陰性を示すことが多い．

- **その他**：腎細胞癌では PAX8 や CD10，前立腺癌では PSA，肝細胞癌では AFP (α-fetoprotein), Hep-Par 1, Glypican 3, 尿路上皮癌では GATA3 などがマーカーとなり，画像所見と併せて総合的に判断する．

（太田一郎，中井登紀子）

縦隔

疾患の概要

- 縦隔外の臓器に由来する腫瘍は，リンパ行性あるいは血行性に胸腺，リンパ節を含めた縦隔に転移する．
- 縦隔への転移の多くはリンパ節転移であり，胸腺転移は比較的まれである．
- 胸腺癌と周囲臓器（肺，甲状腺，胸膜など）から発生し縦隔内に進展した腫瘍との鑑別がしばしば問題になる．
- 縦隔外から縦隔リンパ節転移をきたす腫瘍の原発巣としては肺の頻度が高いが，乳腺，頭頸部（喉頭，甲状腺，舌など），泌尿生殖器（膀胱，前立腺，子宮体部，卵巣など），皮膚（メラノーマ）なども考慮する必要がある．

臨床所見

■ 好発年齢
- 中高年が多い．
- 若年から中年発症例では，胚細胞腫瘍の可能性を考慮する．

■ 臨床症状
- 無症状であることが多い．
- 胸痛，咳嗽，呼吸困難，発熱，上大静脈症候群を呈することがある．

■ 部位
- 胸腺
- 縦隔リンパ節
- 縦隔胸膜

原発部位の同定手順（臨床所見から）

1. 臨床情報を入手する

■ 既往歴
- 過去の腫瘍の治療歴および手術歴をすべて調べる 図1．

■ 主訴，身体所見
- 主訴のなかに原発臓器（もしくは部位）を示唆する所見が存在することがある．
- 最も強い身体所見を示す部位が原発であることが少なくない．

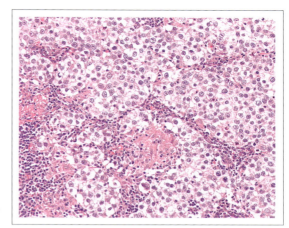

図1 精巣腫瘍の既往歴
胸腺に転移していたセミノーマ．「精巣腫瘍」摘出の既往がある．

- 原発性の縦隔腫瘍を示唆する臨床像の有無をチェックする．
  例：自己免疫疾患（重症筋無力症，赤芽球癆，低ガンマグロブリン血症〈Good症候群〉）による症状を呈する場合は，胸腺腫を考慮する．
  神経圧迫症状（Horner症候群，嗄声，疼痛，神経脱落症状）を呈する場合は，神経原性腫瘍を考慮する．
  高血圧，頭痛，多汗などの症状を呈する場合は，傍神経節腫を考慮する．
  Klinefelter症候群の所見や性的早熟を有する例では，非セミノーマ胚細胞腫瘍や混合性胚細胞腫瘍を考慮する．

■ 性，年齢

女性
- 全年齢を通じて常に乳腺および生殖器の可能性を考慮する．
- 胚細胞腫瘍のうち卵黄嚢腫瘍は女児に多い．

男性
- 胚細胞性腫瘍のうちセミノーマ，胎児性癌，絨毛癌はほとんど若年男性に発生する．卵黄嚢腫瘍も思春期以降は男性優位である．

小児〜若年者
- 縦隔原発であれば以下の腫瘍の可能性が考慮される．
  ・胚細胞腫瘍
  ・リンパ腫（Tリンパ芽球性リンパ腫，原発性縦隔大細胞型B細胞リンパ腫，未分化大細胞型リンパ腫，古典的Hodgkinリンパ腫）
  ・NUT（nuclear protein of the testis）carcinoma
  ・リンパ上皮腫様癌

■ 腫瘍マーカー

- CYFRA（cytokeratin 19 fragment），SCC（squamous cell carcinoma）高値の場合は扁平上皮癌，CEA（carcinoembryonic antigen），SLX（sialyl Lewis X-i）高値の場合は腺癌（特に肺癌），ProGRP（progastrin releasing peptide），NSE（neuron-specific enolase）高値の場合は小細胞癌を考慮する．
- AFP（α-fetoprotein），hCGβ（human chorionic gonadotropin-β subunit），PLAP

（placental alkaline phosphatase）高値の場合は胚細胞腫瘍を考慮する.

2. 画像診断を活用する

- 画像診断から示唆される所見はすべて検討する.
- 原発部位の決定には縦隔と周囲臓器（肺，甲状腺，胸膜など）との関係を入念に検討することが重要である.
- リンパ節腫大が多数存在する場合，腫大したリンパ節の大きさや分布，リンパの流れなどを考慮して原発巣を推定する.

3. 腫瘍の存在部位に着目する

- 縦隔原発の腫瘍の可能性がある場合，腫瘍が上縦隔，前縦隔，中縦隔，後縦隔のいずれに存在するかを確認し，それぞれの部位に好発する腫瘍を鑑別する.
- 前縦隔にセミノーマや絨毛癌が存在するとき，転移の可能性も考慮して精巣を検索する.

病理所見

HE および特殊染色所見

扁平上皮癌かそれ以外の癌腫かを鑑別する

- 扁平上皮癌：胸腺癌，肺癌の転移あるいは縦隔浸潤，その他の臓器からの転移（頭頸部癌，食道癌，子宮頸癌など）を鑑別する.
- 胸腺の扁平上皮癌と肺の扁平上皮癌との組織学的鑑別点：胸腺癌では肺癌と比較して
  - ・Hassall 小体様の角化を示すことがある 図2a .
  - ・血管周囲腔が存在することがある.
  - ・間質の硝子化が強いことが多い 図2b .
- 胸腺の扁平上皮癌と頭頸部，食道の扁平上皮癌との組織学的鑑別点：胸腺癌では頭頸部，食道の扁平上皮癌と比較して
  - ・高度の角化を伴うことは少ない.
  - ・高度の壊死を伴うことも少ない.
- 胸腺癌の組織型の大部分は扁平上皮癌であり，それ以外の組織型はまれである.
- 胸腺の扁平上皮癌は，しばしば B3 型胸腺腫との鑑別が問題になる.
- 小さな針生検材料においては，HE 染色のみでは扁平上皮癌への分化がとらえにくいことがしばしばある.

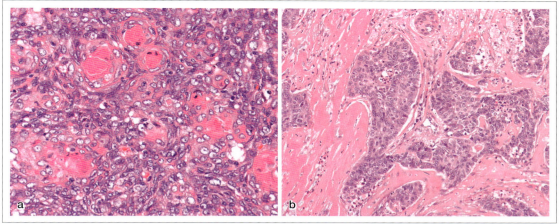

図2 胸腺扁平上皮癌
a：Hassall 小体様の角化を示す．　　b：間質の硝子化が目立つ．

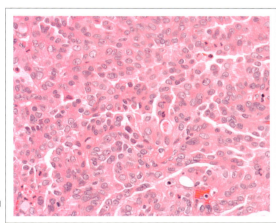

図3 胸腺乳頭状腺癌
腫瘍細胞が乳頭状増殖を示す．甲状腺乳頭癌の核所見とは異なる．

胸腺原発の腺癌はきわめてまれであり，縦隔型肺癌や転移性腫瘍の可能性を否定する

■ 乳頭型の像を呈する腺癌

- 胸腺乳頭状腺癌 図3，甲状腺乳頭癌（転移あるいは縦隔内甲状腺発生），乳頭型肺腺癌（転移あるいは縦隔進展），悪性中皮腫など
- 組織学的鑑別点
  - 胸腺乳頭状腺癌では，しばしば A 型胸腺腫，AB 型胸腺腫の成分を伴う．
  - 甲状腺乳頭癌では，核はすりガラス状を呈する．甲状腺乳頭癌，肺腺癌では，しばしば核内封入体を有する．
  - 砂粒体はいずれの腫瘍でも発生しうるため，鑑別には役立たない．

■ 粘液型の像を呈する腺癌

- 胸腺癌，乳癌，大腸癌，膵癌，肺癌，卵巣癌など
- 胸腺癌と他の転移性腫瘍との組織学的鑑別点

表1 胸腺扁平上皮癌の鑑別において特に重要な抗体

CD5 図4a	・扁平上皮癌では胸腺癌に比較的特異度の高い抗体であり，細胞膜に陽性所見を示す ・甲状腺の CASTLE（carcinoma showing thymus-like element）のほか，悪性リンパ腫（慢性リンパ性白血病/小細胞性リンパ腫，マントル細胞リンパ腫，びまん性大細胞型B細胞リンパ腫の一部，T細胞リンパ腫など）にも陽性所見を示す ・原発性肺腺癌を含めた種々の腺癌にも陽性所見を示すことがある ・大部分の胸腺腫は陰性であり，胸腺腫との鑑別にも有用である
C-KIT（CD117）図4b	・扁平上皮癌では胸腺癌に比較的特異度の高い抗体であり，細胞質と細胞膜に陽性所見を示す．ただし，胸腺癌での*c-kit* 遺伝子変異はまれである ・肥満細胞性腫瘍，胚細胞腫瘍，悪性黒色腫，嫌色素性腎細胞癌，腎オンコサイトーマ，腺様嚢胞癌，急性骨髄性白血病，小細胞癌，Ewing肉腫などでも陽性所見を示し，*c-kit* 遺伝子変異のある腫瘍もある ・大部分の胸腺腫は陰性であり，胸腺腫との鑑別にも有用である
FOXN1	・胸腺腫，胸腺癌に特異度の高い抗体で，核に陽性所見を示す ・胸腺腫のほとんどがびまん性に，胸腺癌の76％が巣状に陽性となる ・皮膚の扁平上皮癌にも陽性所見を示すことがある
PAX8 図4c	・胸腺上皮性腫瘍（胸腺腫，胸腺癌）で高率に核に陽性，胸腺内分泌腫瘍でも陽性頻度が高い（詳細は4章「腹腔内播種」を参照）

・胸腺粘液腺癌は，しばしば胸腺嚢胞に関連して発生し，嚢胞を裏装する上皮との移行像は胸腺原発を示唆する．

■ 腺管形成型，非特定型の像を呈する腺癌あるいは腺癌様構造を示す腫瘍

- 胸腺癌，さまざまな臓器由来の腺癌，胎児性癌，卵黄嚢腫瘍

神経内分泌腫瘍の胸腺原発か肺原発かの組織学的鑑別は困難である

- HE所見から，カルチノイド（定型的，非定型的），小細胞癌，大細胞神経内分泌癌が胸腺由来か肺由来かを区別することは難しい．

癌と上皮様形態を示す他の腫瘍との鑑別が必要なこともある

- セミノーマ
- リンパ腫：原発性縦隔大細胞型B細胞リンパ腫，未分化大細胞型リンパ腫
- メラノーマ

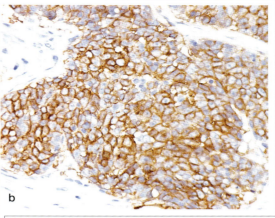
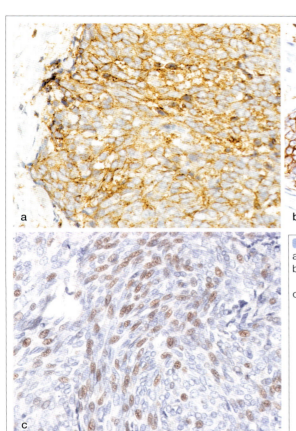

図4　胸腺扁平上皮癌の免疫染色
a：CD5 免疫染色．CD5 が細胞膜に陽性を示す．
b：CD117 免疫染色．CD117 が細胞膜および細胞質に陽性を示す．
c：PAX8 免疫染色．PAX8 が一部の腫瘍細胞の核に弱陽性を示す．

免疫組織化学所見

■ 扁平上皮癌の診断に有用なマーカー

- p40，p63，34βE12，CK5/6 免疫染色を行い，扁平上皮癌であることを確認する．

■ 胸腺扁平上皮癌と他臓器（肺を含む）由来の扁平上皮癌との鑑別に有用なマーカー 表1

- FOXN1（forkhead box protein N1），CD5 図4a，C-KIT（CD117）図4b，PAX8 図4c，CD70：胸腺癌に高率に陽性となるが，肺癌では陰性ないし陽性率は低い．
- CD5，C-KIT（CD117），CD70：両者の鑑別と同時に，胸腺癌と B3 型胸腺腫の鑑別にも利用できる．

■ 乳頭型の像を呈する腫瘍の鑑別に有用なマーカー

- TTF-1，Thyroglobulin（Tg），PAX8：甲状腺乳頭癌で陽性となる．
- TTF-1，Napsin A：肺腺癌で陽性となる．
- calretinin，WT-1，D2-40，BAP1：中皮腫で calretinin，WT-1，D2-40 陽性，

扁平上皮癌においては CD5 は胸腺癌に特異度が高いが，腺癌に関しては臓器特異度が低く，さまざまな臓器由来の腺癌に陽性となる．

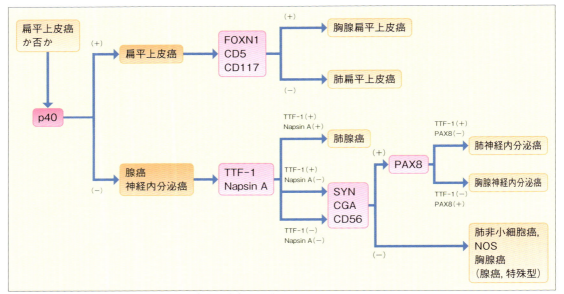

図5 分化不明瞭な腫瘍生検材料での胸腺癌と肺癌の鑑別
SYN：synaptophysin, CGA：chromogranin A

BAP1 陰性となる．

■粘液型の像を呈する腫瘍の鑑別に有用なマーカー

- CK7（＋），CK20（＋/－），CDX2（＋/－），TTF-1（－），PAX8（－）：胸腺癌
- CK7（＋），CK20（－/＋），CDX2（－/＋），TTF-1（－/＋），PAX8（－）：肺癌（浸潤性粘液性腺癌，膠様腺癌）
- CK7（＋），CK20（－），CDX2（－），PAX8（－），ER（＋），PgR（＋），GATA3（＋），WT-1（＋）：乳癌
- CK7（＋），CK20（＋/－），CDX2（＋），PAX8（－）：胃癌
- CK7（－），CK20（＋），CDX2（＋），PAX8（－）：大腸癌
- CK7（＋），CK20（＋/－），CDX2（＋/－），PAX8（－）：膵癌
- CK7（＋），CK20（＋/－），CDX2（－/＋），ER（－/＋），PAX8（＋）：卵巣癌

■胸腺原発の神経内分泌腫瘍と肺原発の神経内分泌腫瘍の鑑別に有用なマーカー

- TTF-1 は肺原発では高率に陽性であるのに対して，胸腺原発での陽性率は低い．
- PAX8 は肺原発では多くが陰性，胸腺原発では陽性率が高い．

■上皮様形態を示す他の腫瘍の診断に有用なマーカー

- Oct-3/4，C-KIT（CD117），PLAP：セミノーマで陽性となる．
- CD20，CD3，CD30，ALK：リンパ腫で陽性となる．
- S-100，HMB-45，Melan A（MART1），MITF：メラノーマに陽性となる．

■分化不明瞭な腫瘍生検材料

- 胸腺癌と肺癌の鑑別のフローチャートを 図5 に示す．

（比島恒和）

腹腔内播種

疾患の概要

- 腹腔内に腫瘍の主座が存在する．
- 腫瘍は多発性に存在することが多い．
- 腹水貯留を伴うことが多い．

臨床所見

■ 好発年齢
- 中高年が多い．
- 若年発症例では家族性疾患の可能性を必ず考慮する．
- 若年から中年発症例では胚細胞腫瘍や絨毛性腫瘍の可能性を考慮する 図1．

■ 臨床症状
- 特定の臨床症状はない．
- 最も多いものとして，腹部膨満，腹部痛，下腿浮腫，発熱，全身倦怠感など．

■ 部位
- 肝
- 腹膜もしくは腹壁
- 腹腔内リンパ節

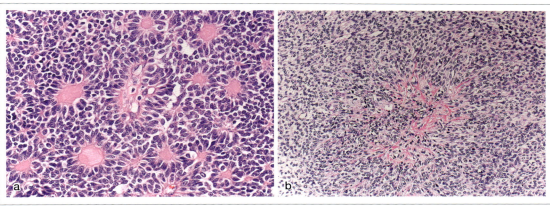

図1　腹腔内の原発不明腫瘍として発見された症例
a：腹腔内に播種していた顆粒膜細胞腫．コーヒー豆様の核溝と Call-Exner body を認める．"卵巣腫瘍"摘出の既往がある．
b：腹腔内に多発していた間質細胞肉腫．"子宮筋腫"摘出の既往がある．

- 卵巣などの婦人科生殖器
- （腹水）

原発部位の同定手順（臨床所見から）

1. 臨床情報を入手する

■既往歴
- 過去の腫瘍の治療歴および手術歴をすべて調べる．
- 子宮もしくは卵巣に関係する既往歴は特に注意する（性索間質細胞腫瘍，子宮間質肉腫などは"良性腫瘍"と誤認されている可能性がある）図1．

■主訴，身体所見
- 主訴のなかに原発臓器（もしくは部位）を示唆する所見が存在することがある．
- 最も強い身体所見を示す部位が原発であることが少なくない(特に泌尿器関連疾患)．
  例：頻尿を伴うときには膀胱癌および前立腺癌，臍部痛を伴うときには尿膜管癌の可能性を考慮する．
- 血圧変動や血糖値異常がある場合には，内分泌腫瘍の可能性を考慮する．
- 性ホルモン異常を示唆する所見を認める場合には，性索間質細胞腫瘍の可能性を考慮する（特に女性）．

■性，年齢
女性
- 全年齢を通じて，常に乳腺および生殖器由来の可能性を考慮する．
- 若年から中高年では妊娠歴を確認する（絨毛性疾患の可能性を考慮する）．

男性
- 若年から中高年では胚細胞腫瘍の可能性を考慮する（4章「総論—原発不明癌探索の基本的知識」参照）．
- 40歳以上からは前立腺癌の可能性を考慮する．

■腫瘍マーカー
- CEAのみが高値な場合は消化管系，CA19-9のみが高値な場合は肝胆膵系の可能性を考慮する．
- CA125が高値な場合には婦人科生殖器系の可能性を考慮する．
- PSAが高値な場合には前立腺癌の可能性を考慮する．

■その他の検査所見
- 尿沈渣もしくは尿細胞診で異常所見を認める場合には，尿路上皮系腫瘍の可能性を考慮する．
- 腹水が粘稠の場合には消化器系，胆道・膵臓系および卵巣腫瘍の可能性を考慮する．

2. 画像診断を活用する

- 画像診断から示唆される所見はすべて検討する．
- 画像的に腫瘍が最も大きい，もしくは最も腫瘍の数が多い部位に着目する．
- 肝臓に腫瘍を認める場合には，消化器系（肝胆膵を含む）の可能性を検討する．

- リンパ節腫大が多数存在する場合，腫大したリンパ節の大きさとリンパ液の流れから，原発部位を推測する．
- 両側転移性卵巣腫瘍の場合，腫大が顕著な側に原発巣が存在する確率が高い．

3. 腫瘍の存在部位に着目する

- 腹水が主体の場合，中皮腫の可能性を考慮する．それに加え女性では漿液性癌の可能性も考慮する．
- 腹水とリンパ節腫大の双方が顕著な場合には，消化器系腫瘍の可能性を考慮する．
- 病変部が正中部に集中する場合には，胚細胞腫瘍の可能性を考慮する．

病理所見

HE および特殊染色所見

■ 扁平上皮癌かそれ以外の癌腫かを鑑別する
- 扁平上皮癌：原発巣はほぼ皮膚，肛門周囲，子宮頸部，外陰部などに限定される．
- 時に尿路上皮癌が，まれに膵癌が，それぞれ扁平上皮への分化傾向を示す．
- 時に卵巣の奇形腫から扁平上皮癌が発生する．

■ 腺癌では腫瘍細胞胞体内の粘液成分の有無を検討する
- PAS および alcian blue 染色で腫瘍細胞胞体内の粘液成分を検討する 図2．
- 胞体内に粘液を含有する原発性腫瘍（腹腔内に生じる可能性がある原発臓器のみ）
    - ・消化管　　・胆道　　・膵臓
    - ・子宮頸部　・卵巣

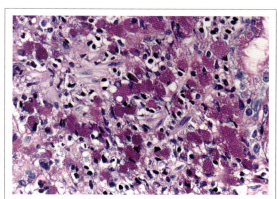

図2　腹膜に播種した胃原発印環細胞癌
腫瘍細胞胞体内に PAS 陽性の粘液成分を認める．

前立腺癌の腫瘍マーカーとしては PSA がよく知られているが，時に非特異的陽性所見を示すことや，高異型度やホルモン治療後前立腺癌（特に去勢抵抗性前立腺癌）で陰性所見を示すことが少なくない．

＊特に重要な抗体
- PAX8 図3a, b
  - 甲状腺癌，腎細胞癌，卵巣および子宮内膜癌に特異度が高い抗体で，核に陽性所見を示す．
  - その他の大多数の腫瘍では陰性所見である．
  - 女性の原発不明癌や腹膜原発漿液性癌の診断には特に有用である．
  - 腎細胞癌に対して，PAX8は感度および特異度ともに高く，診断に有用である．

  （注：腎盂の尿路上皮癌ではPAX8がしばしば陽性所見を示す）

- GATA3 図3c, d
  - GATA3は乳癌および尿路上皮癌に特異度が高い抗体で，核に陽性所見を示す．
  - このほかにも皮膚付属器腫瘍，傍神経節腫，副甲状腺にも陽性所見を示す．
  - 男性の原発不明症例でGATA3陽性症例の多くは尿路上皮癌である．
  - 女性の原発不明症例でGATA3陽性症例の多くは尿路上皮癌と乳癌のいずれかである．
    - →尿路上皮癌と乳癌の鑑別にはGCDFP-15やmammagloblinなどの追加染色が有用である．
    - →細胞異型が強い場合には，尿路上皮癌および乳癌ともGATA3が陰性を示すことがあるので，注意が必要である．

- NKX3.1 図3e, f
  - NKX3.1は前立腺癌に特異度が高い抗体で，核に陽性所見を示す．
  - 分化度および治療による影響を受けにくい．

- WT-1 図3g, h
  - WT-1は悪性中皮腫や卵巣漿液性癌の核に陽性所見を示す．
  - 子宮内膜原発の漿液性癌には陰性である．
  - 性索間質細胞腫瘍にも有用なマーカーであるが，核ではなく細胞質に陽性所見を示す．

- α-inhibin, calretinin, Melan A, CD99, SF-1（steroidogenic factor 1）
  - これらは性索間質細胞腫瘍および副腎皮質腫瘍（腺腫および癌）のマーカーである．
  - α-inhibin, calretinin, Melan A, CD99は胞体に，SF-1は核に陽性所見を示す．
  - 時に性索間質細胞腫瘍が腹腔内に播種した状況で発見され，診断に難渋することがあるが，その際にはこれらの抗体は有用である．

- SALL4
  - SALL4は多くの胚細胞腫瘍の核に陽性を示す．

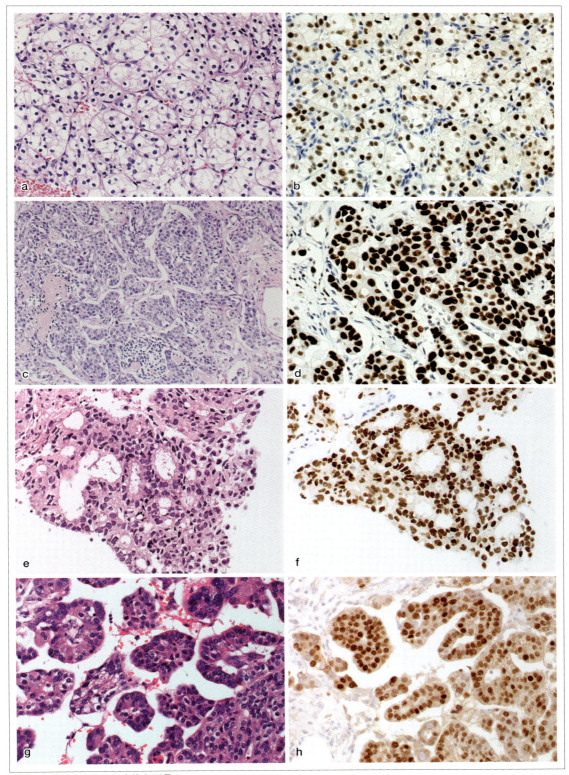

図3 各種特異抗体の免疫染色所見
a, b：膵に転移した淡明細胞型腎細胞癌の HE 染色（a）および PAX8 免疫染色（b）．PAX8 が核に陽性所見を示す．
c, d：腹膜に播種した尿路上皮癌の HE 染色（c）および GATA3 免疫染色（d）．GATA3 が核に陽性所見を示す．
e, f：リンパ節に転移した前立腺癌の HE 染色（e）および NKX3.1 免疫染色（f）．NKX3.1 が核に陽性所見を示す．
g, h：腹膜に播種した漿液性癌の HE 染色（g）および WT-1 免疫染色（h）．WT-1 が核に陽性所見を示す．

図4 腹水貯留を伴う腹腔内腫瘍播種（女性）

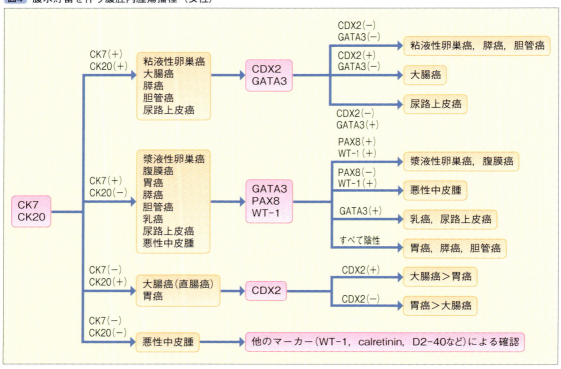

図5 乳癌および大腸癌の既往歴のある両側卵巣腫瘍

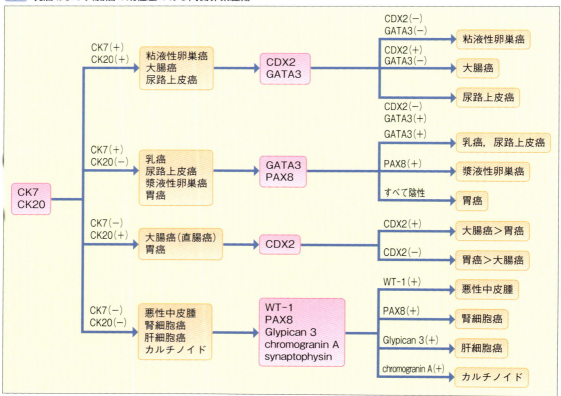

図6 鼠径リンパ節腫大（男性）

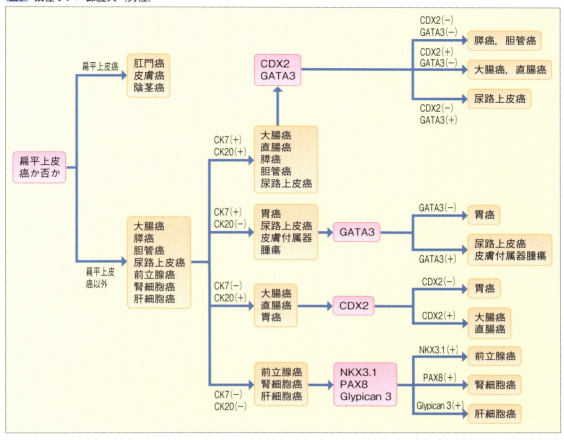

■ 腫瘍内血管成分（もしくは洞様構造）を検討する
- 腫瘍内血管成分が目立つ腫瘍は限られており，原発巣同定に有用なことがある．

(免疫組織化学所見)

■ 扁平上皮癌とそれ以外を鑑別する
- p40，p63，34βE12，CK5/6 免疫染色を行い，扁平上皮癌もしくは尿路上皮癌の可能性を検討する．

■ CK7，CK20 免疫染色による検討
- CK7 と CK20 の染色パターンは，腫瘍の原発部位の同定に有用である．

■ CK と vimentin の共発現の検討
- CK と vimentin が共発現する腫瘍は少数であることから，原発部位の同定に有用である．

■ 腺上皮腫瘍と CEA の染色結果を組み合わせる（4章「総論」 表4 参照）
- 腺上皮腫瘍と CEA の染色結果は簡便で，病変の推定が容易となることがある．免疫染色を用いた具体的鑑別フローチャートを 図4～6 に示す．

（都築豊徳）

5章 治療法の選択

原発不明癌の治療

原発不明癌に対する治療に関する基本的な考え方

　原発不明癌に対する治療は，転移巣の病理診断および全身検索を行い，病理組織型，病変の分布，特定の疾患を示唆する血清腫瘍マーカーの上昇（男性の PSA〈prostate specific antigen〉など）を検討し，特定の治療を有するサブグループ 表1 に該当するか否かを判断したうえで，できるだけ早い時期に治療を開始する．特定の治療法のない症例に対しては，全身状態や転移巣（骨や肝転移の有無），病理診断にて推定される原発巣などに応じて化学療法の適応を決定する．

　本稿では，特定の治療を有するサブグループに対する治療，特定の治療を有しない原発不明癌に対する治療，原発不明癌全体の治療方針の順で解説する．

特定の治療を有するサブグループに対する治療

　原発不明癌には，組織型と転移巣の分布により特定の治療を有するサブグループ（いわゆる"予後良好群"）が存在し，全体の約20％を占める．以下に，サブグループの組織型，転移巣の分布，臨床的特徴，治療方針を示す 表1 ．

腺癌

■ 女性，腋窩リンパ節転移のみ

　女性で，腋窩リンパ節転移を認め，病理組織が腺癌の場合は，まず同側の乳癌を疑う．腋窩リンパ節転移を有し，臨床上，同側乳房に腫瘍を認めないのは，全乳癌の0.5％を占め，平均年齢は50歳代半ばである．潜在性乳癌（occult breast cancer）とも呼ばれ，予後は腋窩リンパ節転移のある乳癌と同程度である．マンモグラフィだけでなく，乳腺超音波やMRIにより乳房内の病変の有無について精査する．マンモグラフィで病変が認められない潜在性乳癌のうち，約70％でMRIにより微小病変が認められ，さらに手術を受けた90％に切除標本上で上皮性の癌が認められた．

　治療は，腋窩リンパ節転移陽性の乳癌に準じ，腋窩リンパ節郭清，同側の乳房切除，引き続く術後化学療法が行われることが多い．同側の乳房切除を行わず経過観察した症例の約40％に同側乳房内に乳癌が発生したと報告されている．腋窩リンパ節の転移巣が大きい場合や周囲組織と固着している場合は，術前化学療法を検討する．潜在性乳癌の同側乳房への治療に関して，MRIで微小な病巣を認めない7例に全乳房照射を行った場合，全例に局所制御が得られたとの報告がある．このため，画像上，明らかな腫瘍性病変を認めない場合，乳房への放射線治療を乳房切除の代替として検討する．

　単一施設で1995～2004年までに受診した女性で腺癌の腋窩リンパ節転移のみを

表1 原発不明癌における特定の治療を有するサブグループとその治療

特定の治療を有するサブグループ	治療方針
腺癌，女性，腋窩リンパ節転移のみ	腋窩リンパ節転移陽性の乳癌に対する治療
漿液性腺癌，女性，癌性腹膜炎のみ	Ⅲc期の卵巣癌に対する治療
腺癌，男性，多発性の造骨性骨転移，血清中PSA上昇，あるいは病理組織IHCでPSA陽性	転移性の前立腺癌に対する治療
腺癌，腹腔内病変が主体，結腸・直腸癌のプロファイル	転移性の結腸癌に対する化学療法
低・未分化癌，50歳未満の男性，縦隔から後腹膜リンパ節転移が主体．病変が体の中心線上に分布	性腺外原発の胚細胞腫瘍に対する治療
扁平上皮癌，主に上頸部から中頸部リンパ節転移のみ	頭頸部癌に対する治療（外科切除，放射線療法，化学療法）
扁平上皮癌，鼠径リンパ節転移のみ	外科切除，放射線治療，あるいは化学放射線治療
高分化型神経内分泌腫瘍で骨や肝転移を有する	ソマトスタチンアナログなど
低分化神経内分泌癌（小細胞癌，大細胞神経内分泌癌）	白金製剤を含む併用化学療法（小細胞肺癌に準ずる）
単発性，切除可能な小病変のみを有する症例	局所療法（外科切除±放射線治療±化学療法）

IHC：免疫組織化学染色，PSA：prostate specific antigen

有する50例（平均年齢55歳）に対して，マンモグラフィ，乳腺超音波およびMRIが施行された検討では，画像上23例に同側の乳癌が疑われた．このため，腋窩リンパ節郭清および同側の乳房切除を施行したところ，12例に乳癌が認められた．これらの病巣の大きさの平均は10 mmであり，うち4例は非浸潤癌であった．また，画像上，乳房に癌を疑う所見が認められなかった27例は，腋窩リンパ節郭清および同側乳房への放射線治療が行われた．50例に対する術後治療として，27例に化学療法，5例に内分泌療法，18例に化学療法および内分泌療法が行われた．観察期間中央値41.3か月での無再発率は89％であった．

■ 女性，癌性腹膜炎のみ

細胞診で腺癌と診断され，癌性腹膜炎を認める女性で，卵巣には明らかな腫瘍を認めず，消化器の原発巣が否定された場合，原発性腹膜癌と診断される．腹腔内腫瘍を伴うこともある．原始体腔上皮から発生した腹膜が発生母地となり，大網，横隔膜，腸間膜を含む腹膜中皮，および連続性のある卵巣表面上皮から多中心性に発生すると考えられている．

最近，*BRCA1*または*BRCA2*の変異のある健常女性に対する予防的卵巣・卵管切除にて卵管采の遠位端に卵管上皮内癌が認められた症例があり，それが原発性腹膜癌の要因と考えられている．

米国のGynecologic Oncology Group（GOG）は，①卵巣には腫瘍は存在しないか，正常の大きさ（長径4 cm未満），②卵巣以外の病変は，卵巣表面の病変より大きい，③顕微鏡的に卵巣には腫瘍を認めないか，あるいは漿膜，あるいは皮質への深さ5 mm未満の転移を認める，④腫瘍の組織学的あるいは細胞学的な特徴は，大半が漿液性の形態であること，をすべて満たすことを原発性腹膜癌の診断基準としている．臨床病期は，FIGO（International Federation of Gynecology and Obstetrics）分

類に従い，大多数がⅢ期かⅣ期である．年齢は60歳代が多く，通常，血清CA125が高値である．癌性胸膜炎を伴うこともある．予後因子は，全身状態や初回の腫瘍減量術の可否である．

治療は，臨床病期Ⅲc期の卵巣癌に準じて外科切除（子宮全摘＋両側子宮付属器切除＋大網切除），引き続く化学療法（カルボプラチン〈CBDCA〉/パクリタキセル〈PTX〉）±ベバシズマブ6～8サイクルが標準的治療と考えられている．高度の腹水貯留などで手術が困難な症例には，術前化学療法を検討する．予後は，Ⅲc期の卵巣癌と同程度（生存期間は約2年）と報告されている．

■ 男性，多発性の造骨性骨転移，血清中PSA上昇，あるいは病理組織IHCでPSA陽性

骨転移は，肺，乳腺，前立腺，腎，甲状腺から発生した癌で頻度が高い．約80％は溶骨性の転移をきたし，造骨性は前立腺癌が多い．前立腺癌の腫瘍マーカーであるPSAについて，単一施設の後ろ向き研究で，血清PSA≧100 ng/mLの100例は，65例が新たに前立腺癌と診断され，35例は前立腺癌の既往があった．うち，81例は遠隔転移を有していた．血清PSAは腫瘍量を反映する診断価値の高い検査である．男性で，造骨性の骨転移，血清PSA上昇が認められ，骨転移巣からの生検で腺癌が認められた場合，前立腺生検で前立腺癌と診断されなくても，前立腺癌の骨転移である可能性が高いと考えられる．このため，これらの症例に対しては，転移性の前立腺癌に準じて，まず抗アンドロゲン療法±放射線治療を試みることが勧められる．

■ 腹腔内病変が主体，結腸・直腸癌のプロファイル

治療は，結腸癌に準じた化学療法（フルオロウラシル〈5-FU〉とオキサリプラチン併用±ベバシズマブなど）を行う．腺癌でCK20（＋）/CK7（－），およびCDX2（＋）の原発不明癌34例に対する結腸癌に準じた化学療法の治療成績は，生存期間中央値37か月と報告されている．

低・未分化癌
(50歳未満の男性，縦隔から後腹膜リンパ節転移が主体，病変が体の中心線上に分布)

縦隔，後腹膜の腫瘍，多発性肺転移などの体の中心線上に分布する腫瘍を認めた場合は，胚細胞腫瘍，悪性リンパ腫，軟部肉腫などがあげられる．治癒可能な胚細胞腫瘍や悪性リンパ腫について検索することが重要である．特に，50歳未満の男性の場合は，胚細胞腫瘍の可能性も考慮し，血清腫瘍マーカー（AFP〈α-fetoprotein〉およびhCG〈human chorionic gonadotropin〉）を測定し，さらに精巣の腫瘍の有無について超音波検査を行う．性腺原発あるいは性腺外の胚細胞腫瘍と確定診断された場合は，シスプラチン（CDDP）を中心とする化学療法〔BEP療法（ブレオマイシン/エトポシド〈VP-16〉/CDDP）など〕に引き続き，残存腫瘍の外科切除を行う．なお，性腺外発生の胚細胞腫瘍は，全胚細胞腫瘍全体の2～5％を占める．好発年齢は20～35歳で，大半が男性である．病変の分布は体の中心線上に多く認められ，縦隔（50～70％），後腹膜が多い．50歳未満の男性で，体の中心線上に病変が分布する低・未分化癌で，病理学的に胚細胞腫瘍と確定診断できない症例のうち，CDDPなどを含む化学療法の感受性が高い場合があり，extragonadal germ cell cancer syndrome と呼ばれ，このような症例には，まず CDDP を含む化学療法を数サイクル施行し，治療への反応性をみて，引き続き治療方針を決めることが勧められている．最近の病理診断技術の進歩により，このような症例は今後減少すると思われる．

体の正中線上に病変が分布し，病理組織が低分化癌を示す腫瘍に，NUT（nuclear protein of the testis）midline carcinoma がある．化学療法に抵抗性で，全生存期間（OS）中央値は 7 か月程度と予後不良である．

扁平上皮癌

■ 主に上頸部から中頸部リンパ節転移のみ

2017 年の Union for International Cancer Control（UICC）分類（第 8 版）によると，扁平上皮癌で原発不明の頸部リンパ節転移（unknown primary-cervical nodes）に対する staging 分類が新設された．原発巣を T0 とし，頸部リンパ節の腫瘍組織が HPV（human papillomavirus），または p16 陽性の場合は中咽頭癌，EBV（Epstein-Barr virus）陽性の場合は上咽頭癌の staging 分類（stage II 以上）が適応される．HBV/p16 および EBV が陰性，または不明の場合は，HPV/p16 陰性の中咽頭癌・下咽頭癌・喉頭癌の staging（stage III 以上）が適応される．なお，臨床的あるいは病理学的にリンパ節の節外浸潤（extracapsular extension：ECE）のある場合は，N 分類は N3b へ分類される．ECE は予後不良因子の一つである．

治療について，N1 で ECE のない症例に対しては，手術単独あるいは放射線治療単独を行う．内頸静脈周囲のリンパ組織の頸部郭清術が行われ，N1 で ECE のない症例の 5 年無再発率は約 80％ と報告されている．N1 で ECE のない症例（一部，N2a を含む）の放射線治療後の 5 年無再発率は約 75％ と報告されている．N2 以上または ECE 陽性例に対しては，手術＋術後放射線治療，手術＋術後化学放射線治療，あるいは根治的化学放射線治療が選択肢である．N2 以上または ECE 陽性例に対して，頸部リンパ節郭清後に放射線治療を行った場合の 5 年生存率は 48〜74％ であり，進行頭頸部扁平上皮癌と同様の治療成績である．N2 以上または ECE 陽性例に対し，両側頸部への放射線治療に CDDP（100 mg/m^2/3 週間隔×3 サイクル）を併用した場合，観察期間中央値 42 か月の時点での再発率は 16％（うち，局所のみ 5％）であった．根治的化学放射線治療について，CDDP（40 mg/m^2/週 1 回投与）に両側頸部および咽頭粘膜を含む放射線治療を施行した場合，5 年生存率は，N2 で 67％，N3 で 41％ であった．

■ 鼠径リンパ節転移のみ

鼠径リンパ節転移をきたした 2,232 例のうち 99％ が原発巣を同定可能であった．悪性黒色腫 27％，扁平上皮癌 24％，腺癌 10％ であった．原発巣は，下肢の皮膚癌 18％，子宮頸癌 10％，外陰癌 7％，体幹の皮膚癌 6％，直腸・肛門管癌 5％，卵巣癌 5％，陰茎癌 4％ の順で多かった．

原発不明の鼠径リンパ節転移のある 56 例の後ろ向き検討では，28％ が腸骨リンパ節転移，28％ が鼠径リンパ節以外の遠隔転移を伴っていた．病理組織は，未分化癌 43％，扁平上皮癌 20％，腺癌 16％，悪性黒色腫 16％ であった．治療は，62％ が放射線治療のみ，14％ はリンパ節切除が行われた．鼠径±腸骨リンパ節転移のみの 5 年生存率は 37.5％ であった．原発不明の扁平上皮癌，鼠径リンパ節転移 9 例に対する

化学放射線治療（5-FU と CDDP，あるいはマイトマイシン C 併用）の後ろ向き検討では，観察期間中央値 56 か月の時点で，再発や死亡例は認められなかった．原発不明の扁平上皮癌，鼠径リンパ節転移に対して，リンパ節の外科切除，放射線治療，あるいは化学放射線治療が治療の選択肢と考えられる．

神経内分泌腫瘍

　高分化型神経内分泌腫瘍と低分化神経内分泌癌は，選択される薬物療法や臨床経過が異なるため，最初にいずれの腫瘍に該当するのかを十分に検討する必要がある．

■ 高分化型神経内分泌腫瘍で骨や肝転移を有する

　高分化型神経内分泌腫瘍 1,340 例の検討では，原発巣は消化管・膵が 58.1%，胸腔が 18.1%，その他 9.7% で，原発巣不明は 12.3% を占めていた．肝転移や腹腔内腫瘤で切除可能な場合，開腹時の検索で小腸に原発巣が認められる場合が多く報告されており，切除可能例には手術を積極的に検討すべきである．カルチノイド症候群などを引き起こす神経内分泌腫瘍に対してソマトスタチンアナログであるオクトレオチドは，症状を軽減させる．遠隔転移のある消化管・膵原発の神経内分泌腫瘍（grade 1～2）に対して，オクトレオチドおよびランレオチドの徐放剤は，プラセボとの比較試験で，それぞれ無増悪生存期間（PFS）の有意な延長を認めた．それぞれの試験において，原発巣の不明な症例が含まれていた（85 例中 21 例，および 204 例中 26 例）．mTOR（mammalian target of rapamycin）阻害薬であるエベロリムスは，ソマトスタチンアナログなどの治療歴のある非機能性で消化管原発例（grade 1～2）に対して，プラセボとの比較試験において，PFS の有意な延長を認めた．この試験でも，302 例中 36 例は原発巣が不明であった．これらの試験結果より，原発不明の高分化型神経内分泌腫瘍に対してはソマトスタチンアナログが，消化管原発が疑われる症例に対してはエベロリムスも選択肢の一つとなり得ると考えられる．また，膵や消化管原発の高分化型神経内分泌腫瘍に対して用いられるスニチニブ（VEGFR〈vascular endothelial growth factor receptor〉のチロシンキナーゼ阻害薬），殺細胞薬であるストレプトゾシン/5-FU 併用を原発不明例に対して，病巣の広がりや臨床症状，全身状態などにより検討する．

■ 低分化神経内分泌癌（小細胞癌，大細胞神経内分泌癌）

　低分化神経内分泌癌について，米国 SEER（Surveillance, Epidemiology, and End Results）のデータベースによる検討では，1973～2012 年までに 162,983 例が登録され，うち 91.3% が肺原発，8.7% が肺以外の原発であった．肺以外の原発 14,732 例のうち，消化器原発は 37.4%，その他 34.4% で，原発不明は 28.2% を占めていた．消化器原発のうち，結腸 26%，膵 20%，直腸 12%，胃 12%，食道 11% の順で多かった．消化器以外の原発では，尿路 36%，女性器 29%，男性器 14%，口腔・咽頭 10% であった．この検討では，原発不明例の生存期間中央値は 2.5 か月で原発巣が判明している腫瘍よりも予後不良であった．

　原発不明の低分化神経内分泌癌は白金製剤を含む化学療法への感受性が高い傾向がある．肺以外原発の神経内分泌癌 41 例（うち，原発不明 7 例）に対する CDDP/VP-16 併用の後ろ向き検討では，奏効率 41.5%，OS 15 か月であった．肺以外原発で原発巣判明（30 例）と原発不明（48 例）の神経内分泌癌に対する CBDCA/PTX/

VP-16併用の第Ⅱ相試験では，PFSは原発巣判明10.7か月，原発不明7.5か月で，OSは原発巣判明15.6か月，原発不明14.1か月であった．この試験結果より，原発不明の神経内分泌癌は，原発巣判明例よりも予後不良であることが示唆される．その他のレジメンとして，小細胞肺癌に準じたCDDP/イリノテカン（CPT-11）併用も用いられている．肺以外原発の神経内分泌癌50例（うち，原発不明12例）に対する後ろ向き検討では，奏効率4.8か月，1年生存率67%と報告されている．以上により，原発不明の低分化神経内分泌癌に対して，CDDP/VP-16，あるいはCDDP/CPT-11が治療の選択肢と考えられる．

単発性，切除可能な小病変のみを有する症例

単発性，切除可能な小病変のみで，原発巣が不明な場合（頸部や鼠径リンパ節，肺，脳など）の場合，外科切除や放射線治療による局所療法を中心に行う．病理組織が腺癌や未分化癌で単発性の頸部リンパ節転移，原発不明15例に対する頸部郭清±放射線治療の後ろ向き検討では，OS中央値は25か月であった．原発不明の単発性脳転移で腫瘍の完全切除±放射線治療を受けた19例中5例が5年の時点で生存していた．これらの検討結果より，十分に全身検索された原発不明で，単発性，切除可能な小病変のみの場合，外科切除や放射線治療による局所療法により，長期の生存が得られる可能性がある．

特定の治療を有しない原発不明癌に対する治療

特定の治療を有しない原発不明癌に対する経験的化学療法

原発不明癌の約80%に対しては，特定の治療がない（いわゆる"予後不良群"）．これらの集団に対して，1980年代から，経験的に化学療法が施行されてきた．2000年代に入り，非小細胞肺癌や婦人科癌などに対して用いられているレジメンである白金製剤とタキサン系薬剤の併用が原発不明癌に汎用されてきた．白金製剤とタキサン系薬剤などの併用化学療法の第Ⅱ相試験が実施され，奏効率20〜40%，OS 7〜12か月と報告されている．最近は，白金製剤とゲムシタビン（GEM），CPT-11などの併用も用いられている．表2に2000年以降に公表された白金製剤を含む併用化学療法の第Ⅱ相試験の結果を示す．奏効率などを主要評価項目としたレジメンの第Ⅱ相比較試験の結果では，白金製剤を含むレジメンと含まないレジメンの比較では，白金製剤併用による明らかな治療効果の向上は認められていない 表3．1980〜2011年に公表された原発不明癌（特定の治療を有しない）に対する32試験，1,830例のメタアナリシスでは，OSは9か月であった．性別や転移臓器個数などの予後因子で調整すると，白金製剤の有無は生存期間に対して有意な影響は認められず，タキサン系薬剤を含むレジメンにより1.5か月の延長を認めた．現時点で特定の治療を有しない原発不明癌に対する経験的化学療法として，白金製剤とタキサン系薬剤の併用は，妥当なレジメンと考えられる．低分化癌（低分化腺癌も含む）は，白金製剤を含む化学療法に対する感受性が高い．220例に対する検討（うち，低分化神経内分泌癌12%，悪性黒色腫/リンパ腫〈後に判明〉6%）では，奏効率63%，OS

表2 特定の治療を有しない原発不明癌に対する化学療法の第Ⅱ相試験（単一アーム）

文献	化学療法レジメン (mg/m²)	症例数	年齢中央値	低分化腺癌・未分化癌	転移臓器数1個/2個以上	奏効率	生存期間中央値
Hainsworth JD, et al. J Clin Oncol 1997；15：2385-93. Greco FA, et al. Cancer 2000；89：2655-60.	PTX/CBDCA/VP-16 PTX 200 1日目 CBDCA AUC 6 1日目 VP-16 50 mg/日と100 mg/日を交互に10日内服 3週間隔×2サイクル以上	71	71歳 (31〜82)	42%	39/61%	48%	11か月
Briasoulis E, et al. J Clin Oncol 2000；18：3101-17.	PTX/CBDCA PTX 200 1日目 CBDCA AUC 6 1日目 3週間隔×8サイクルまで	77	60歳 (30〜78)	53%	3個以上 22%	38.7%	13か月
Greco FA, et al. Ann Oncol 2000；11：211-5.	CDDP (or CBDCA)/DTX CDDP 75 1日目 DTX 75 1日目 3週間隔×8サイクルまで	26	60歳 (34〜74)	43%	27/73%	26%	8か月
	CBDCA AUC 6 1日目 DTX 65 1日目 3週間隔×8サイクルまで	47	56歳 (23〜76)	60%	32/68%	22%	8か月
Greco FA, et al. J Clin Oncol 2002；20：1651-6.	CBDCA/GEM/PTX CBDCA AUC 5 1日目 GEM 1,000 1・8日目 PTX 200 1日目 3週間隔×4サイクル	120	58歳 (21〜85)	46%	35/65%	25%	9か月
Balaña C, et al. Ann Oncol 2003；14：1425-9.	CDDP/VP-16/GEM CDDP 70 1日目 VP-16 70 1・2日目 GEM 700 1・8日目 3週間隔×8サイクルまで	30	63歳 (33〜74)	47%	10/90%	36.6%	7.2か月
Greco FA, et al. Oncologist 2004；9：644-52.	PTX/CBDCA/VP-16 →GEM/CPT-11 ①PTX 200 1日目 CBDCA AUC 6 1日目 VP-16 50 mg/日と100 mg/日を交互に10日内服 ②GEM 1,000 1・8日目 CPT-11 100 1・8日目 ①，②ともに3週間隔 3週間隔×2サイクル以上 ①×2→②×2→①or②×2サイクル	132	59歳 (29〜83)	55%	31/69%	30%	9.1か月
Pittman KB, et al. Br J Cancer 2006；95：1309-13.	CBDCA/GEM CBDCA AUC 5 1日目 GEM 1,000 1・8日目 3週間隔×9サイクルまで	50	69歳 (41〜83)	(−)	(−)	28%	7.8か月

表2 特定の治療を有しない原発不明癌に対する化学療法の第Ⅱ相試験（単一アーム）（つづき）

文献	化学療法レジメン (mg/m²)	症例数	年齢中央値	低分化腺癌・未分化癌	転移臓器数1個/2個以上	奏効率	生存期間中央値
Schneider BJ, et al. Cancer 2007；110：770-5.	CBDCA/GEM/CAPE CBDCA AUC 5 1日目 GEM 1,000 1・8日目 CAPE 1,600 1〜14日目内服 3週間隔×8サイクルまで	33	58歳 (21〜73)	30%	3個以上 30%	36.4%	7.6か月
Pentheroudakis G, et al. Acta Oncol 2008；47：1148-55.	CBDCA/DTX CBDCA AUC 5 1日目 DTX 75 1日目	23	62歳 (38〜73)	(−)	3個以上 87%	17%	5.3か月
Briasoulis E, et al. Cancer Chemother Pharmacol 2008；62：277-84.	L-OHP/CPT-11 L-OHP 80 1日目 CPT-11 180 1日目 3週間隔×病状進行まで	47	59歳 (30〜70)	54%	38/62%	13%	9.5か月
Yonemori K, et al. Br J Cancer 2009；100：50-5.	CBDCA/CPT-11 CBDCA AUC 5 1日目 CPT-11 60 1・8・15日目 4週間隔×6サイクルまで	45	59歳 (36〜78)	33%	29/71%	41.9%	12.2か月
Møller AK, et al. Acta Oncol 2010；49：423-30.	PTX/CDDP/GEM CDDP 75 1日目 PTX 175 1日目 GEM 1,000 1・8日目 3週間隔×病状進行まで	98	54歳 (26〜65)	25%	17/83%	42.9%	10.7か月
Carlson H, et al. Int J Clin Oncol 2013；18：226-31.	L-OHP/GEM L-OHP 100 2日目 GEM 1,000 1日目 2週間隔×病状進行まで	28	53歳 (36〜76)	25%	(−)	29%	12.8か月
Demirci U, et al. Asian Pac J Cancer Prev 2014；15：1581-4.	CDDP/DTX CDDP 75 1日目 DTX 75 1日目 3週間隔×病状進行まで	29	51歳 (27〜68)	48%	2個以上 59%	37.9%	16か月

AUC：area under the blood concentration time curve, CAPE：カペシタビン, CBDCA：カルボプラチン, CDDP：シスプラチン, CPT-11：イリノテカン, DTX：ドセタキセル, 5-FU：フルオロウラシル, GEM：ゲムシタビン, L-OHP：オキサリプラチン, PTX：パクリタキセル, VP-16：エトポシド

表3 特定の治療を有しない原発不明癌に対する化学療法の比較試験

文献	化学療法レジメン (mg/m²)	症例数	年齢中央値	低分化腺癌・未分化癌	転移臓器数1個/2個以上	奏効率	生存期間中央値
Dowell JE, et al. Cancer 2001；592-7. 第Ⅱ相試験	PTX/5-FU PTX 175 1日目 5-FU 350 1～3日目 4週間隔×6サイクル	17	57.5歳 (38～77)	53%	41/59%	19%	8.4か月
	CBDCA/VP-16 CBDCA AUC 6 1日目 VP-16 100 1～3日目 4週間隔×6サイクル	17		65%	35/65%	19%	6.5か月
Culine S, et al. J Clin Oncol 2003；21：3479-82. 第Ⅱ相試験	CDDP/GEM CDDP 100 1日目 GEM 1,250 1・8日目 3週間隔×2サイクル以上	39	58歳 (33～73)	30%	26/74%	55%	8か月
	CDDP/CPT-11 CDDP 80 1日目 CPT-11 150 1日目 3週間隔×2サイクル以上	40		31%	25/75%	38%	6か月
Palmeri S, et al. Cancer 2006；107：2898-905. 第Ⅱ相試験	CDDP/GEM/PTX CDDP 35 1・8日目 GEM 1,000 1・8日目 PTX 70 1・8日目 3週間隔×3サイクル以上	33	60歳 (31～75)	(－)	58/42%	49%	9.6か月
	CDDP/GEM/VNB CDDP 35 1・8日目 GEM 1,000 1・8日目 VNB 35 1・8日目 3週間隔×3サイクル以上	33			54/36%	42%	13.6か月
Huebner G, et al. Br J Cancer 2009；100：44-9. 第Ⅱ相試験	CBDCA/PTX CBDCA AUC 5 1日目 PTX 175 1日目 3週間隔×6サイクル	42	63歳 (31～77)	(－)	14/86%	23.8%	11か月
	GEM/VNB GEM 1,000 1・8日目 VNB 25 1・8日目 3週間隔×6サイクル	42			18/82	20%	7か月
Hainsworth JD, et al. Cancer J 2010；16：70-5. 第Ⅲ相試験	PTX/CBDCA/VP-16 PTX 200 1日目 CBDCA AUC 6 1日目 VP-16 50 mg/日と100 mg/日を交互に10日内服 3週間隔×4～6サイクル	93	(－)	(－)	(－)	18%	7.4か月
	GEM/CPT-11 GEM 1,000 1・8日目 CPT-11 100 1・8日目 3週間隔×4～6サイクル	105				18%	8.5か月

AUC：area under the blood concentration time curve，CBDCA：カルボプラチン，CDDP：シスプラチン，CPT-11：イリノテカン，5-FU：フルオロウラシル，GEM：ゲムシタビン，PTX：パクリタキセル，VNB：ビノレルビン，VP-16：エトポシド

中央値12か月，12年生存率16％であった．このため，低分化癌に対しては，白金製剤を含む化学療法を積極的に検討すべきと考えられる．

　特定の治療を有しない原発不明癌に対する化学療法について，今まで行われた臨床試験では4～8サイクルの治療が行われており至適なサイクル数は定まっていない．2サイクルごとに治療効果の判定を行い，化学療法の毒性を考慮しながら効果が認められる場合は，最大6～8サイクルまで継続するのが妥当と考えられる．

　原発不明癌の予後良好因子は，先に述べた特定の治療を有するサブグループ 表1 以外に，女性，低・未分化癌，低分化神経内分泌癌，臓器転移個数が2以下，肝転移なし，骨転移なし，performance status（0, 1），LDH（乳酸脱水素酵素）上昇なし，ALP（アルカリホスファターゼ）上昇なし，アルブミン低下なし，などがあげられる．原発不明癌1,000例（化学療法施行52％）のOSは11か月であった．肝転移あり，神経内分泌腫瘍以外，年齢＞61.5歳（153例）のOSは5か月であった．一方，転移臓器個数2以下，腺癌以外，および肝，骨，副腎転移なし（127例）のOSは40か月であった．以上より，特定の治療を有しない原発不明癌に対して，全身状態，病理組織型，転移臓器個数などにより予想される予後に応じて，化学療法の適応を決めるのが妥当と考えられる．

特定の治療を有しない原発巣が推定される症例に対する治療

　原発不明癌の約80％を占める特定の治療を有しない集団は，さまざまな種類の腫瘍が混在した不均一な集団であるため，同一の化学療法の施行では治療成績の向上には限界がある．最近では，分子生物学的診断により，それぞれの原発巣に特有の遺伝子プロファイルの検索により原発巣を推定し，推定された原発巣に応じた治療の実施が試みられている．原発巣が判明している腫瘍の複数の遺伝子増幅の有無を調べ，遺伝子プロファイルにより，70～90％の確率で原発巣の推定が可能であり，欧米では診断キットも市販されている．

　現時点で，原発不明癌に対する原発巣推定目的で広く行われている免疫組織化学染色（IHC）を用いた単一施設の後ろ向き検討では，特定の治療を有しない原発不明癌92例に対して，56例（61％）で原発巣が推定された（主な癌種：婦人科癌18％，肺癌10％，消化管癌25％，膵癌7％）．92例は全例が化学療法を受け，OSは15.7か月であった．原発巣が推定可能であった56例は，それぞれの癌種に対する治療を受け，OSは20.3か月，原発巣が推定不能であった36例は白金製剤を中心とする経験的化学療法を受け，OSは11.4か月だった．同一施設内で，推定される原発巣を考慮することなく経験的化学療法を受けた32例のOSは，10.7か月であった．

　これらの検討から，遺伝子発現プロファイルやIHCによる原発巣の推定は，原発不明癌における薬物療法の選択に有用であることが示唆された．今後，これらの症例に対して，経験的に白金製剤を含む化学療法を行うのではなく，病理学的検討および遺伝子発現解析で推定される原発巣に対する薬物療法を選択することの有用性が検討されると考えられる．

原発不明癌全体の治療方針

米国の M. D. Anderson Cancer Center の Varadhachary らは，原発不明癌の変遷について，図1 のように提示している．1980～1990 年は主に画像診断を中心とした原発不明癌の疾患概念の構築，1990～2000 年は画像診断の向上と IHC パネルが臨床導入され，経験的治療も行われるようになった．2000～2010 年は画像診断と IHC パネルによる診断がさらに洗練され，原発巣の分子プロファイルの検索も実施されるようになった．2010 年～現在にかけて，分子プロファイルで原発巣が推定可能な原発不明癌と推定不能な腫瘍に分類されている．さらに，推定される原発巣に基づく個別化治療も試みられるようになった．原発不明癌の臨床的分類について，英国の NICE (National Institute for Health and Care Excellence) は，表4 のように 3 つに分類している．頸部リンパ節や肺転移などの転移性腫瘍が発見され，一次スクリーニングや専門施設での精査にて，約 20% に原発巣が認められた．一次スクリーニングにて原発巣が同定されず，専門施設へ受診していない場合は，暫定的原発不明癌と

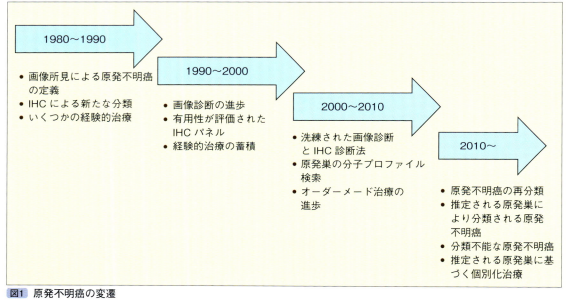

図1 原発不明癌の変遷

(Varadhachary GR, Raber MN. Cancer of unknown primary site. N Engl J Med 2014 ; 371 : 757-65.)

表4 英国 NICE による原発不明癌の分類

- 原発不明の転移性病変 (metastatic malignant disease of unknown primary origin)
  初期検査で転移性腫瘍が疑われ，明らかな原発巣は未特定
- 暫定的原発不明癌 (provisional carcinoma of unknown primary origin)
  細胞診，組織診で悪性腫瘍と診断されているが，専門家の診察前のスクリーニング検査で原発巣は未特定
- 確定された原発不明癌 (confirmed carcinoma of unknown primary origin)
  組織診にて上皮性悪性腫瘍と診断され，精査後も原発巣は不明

(Metastatic malignant disease of unknown primary origin in adults : diagnosis and management. https://www.nice.org.uk/guidance/CG104)

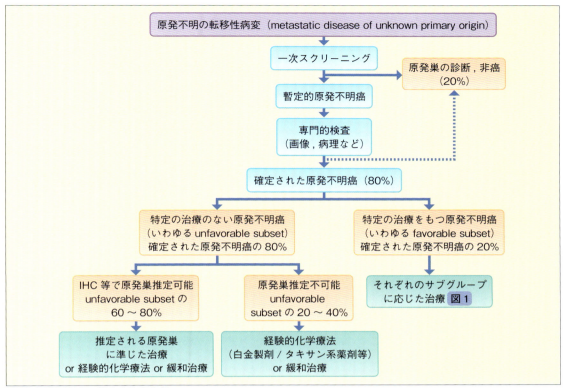

図2 原発不明癌に対する治療方針

呼ばれる．その後，専門施設で画像や病理検査を受け，約80％の症例は原発不明癌と確定される 図2．

（安藤正志）

6章 症例提示

症例 1 原発巣を病理学的に推定できた症例
頸部リンパ節転移で発見された卵管癌

転移による頸部リンパ節腫瘍の場合，原発巣の多くは頭頸部癌である．腫瘍の組織型は扁平上皮癌が最も多く，未分化癌，腺癌がそれに続き，卵巣癌や卵管癌はまれである．卵巣，卵管や腹膜由来の漿液性癌のうち，頸部リンパ節腫脹を主訴とするものはきわめてまれである．

症例

- 年齢，性別：40 歳代後半，女性
- 主訴：左鎖骨上のしこり
- 既往歴：なし
- 家族歴：父親；肝臓癌，母親；大動脈解離
- 現病歴：来院 1 か月前に左鎖骨上のしこりに気づき，1 週間前にはその近傍にしこりを触れたため近医を受診し，当院紹介となる．初診時，左鎖骨上に小指頭大のリンパ節を 2 個触知したため，リンパ節生検が行われた．
- 検査値：CA15-3；25.5 U/mL（↑），CA19-9；10.2 U/mL，CA125；31.4 U/mL，SCC；1.6 ng/mL
- 組織学的所見：好酸性の胞体を有する大型異型細胞が乳頭状，充実性に増生する像を認めた．腺腔を形成するところから腺癌と考えられた 図1．
- 免疫組織化学所見：pan-CK（AE1/AE3）陽性，CK7 陽性，EMA 陽性，vimentin 部分的に陽性，PAX8 陽性，WT-1 陽性，ER（estrogen receptor）陽性，PgR（progesterone receptor）陽性で，CK20 陰性，CEA 陰性，S-100 陰性，GCDFP-

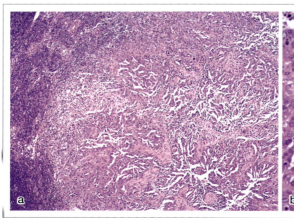 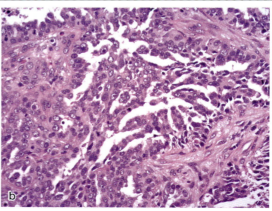

図1 左鎖骨上窩リンパ節生検組織の組織学的所見
a：弱拡大像．リンパ節構造を破壊し，乳頭状に増生する腺癌の像を認める．
b：強拡大像．好酸性の類円形大型異型細胞が乳頭状に増生する．

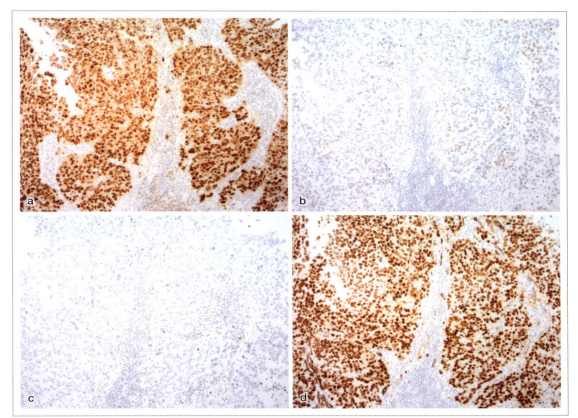

図2 左鎖骨上窩リンパ節生検組織の免疫染色
a：腫瘍細胞の核は PAX8 陽性である．
b：腫瘍細胞の核の一部は ER 陽性である．
c：腫瘍細胞は p53 陰性（null pattern）である．
d：腫瘍細胞の核は WT-1 に強陽性を示した．

15 陰性，TTF-1 陰性，CDX2 陰性，p53 陰性（ほぼすべての細胞が陰性を示す null pattern）であった 図2．

- **病理診断（リンパ節）**：転移性腺癌（高異型度漿液性癌や類内膜癌が疑われる）
- **画像所見**：MRI 検査にて，左卵巣の背側，子宮体部左側に T2WI 中等度信号，拡散強調像にて高信号を呈する U 字状に走行する管状構造物を認め，卵管癌の可能性が指摘された 図3a．PET-CT にても同部位に集積の亢進が認められた 図3b．その後の CT 検査にて，腎門部以下の大動脈周囲にリンパ節腫大を認めた．
- **臨床経過**：頸部リンパ節の診断結果を受け，産婦人科に紹介受診となった．子宮内膜組織診では異常所見は認められなかったが，子宮頸部擦過細胞診で腺癌細胞が認められた 図4．MRI 検査や PET-CT 検査の画像所見と合わせ，左卵管癌の疑いにて腹腔鏡下左付属器摘除術が行われた．術中の腹腔洗浄細胞診は陽性であった．術後化学療法が行われ，2 年 5 か月再発を認めていない．
- **肉眼所見**：卵巣には異常を認めなかったが，卵管は腫大し，卵管内腔に充実性の腫瘍を認めた 図5．
- **組織学的所見**：卵管内に類円形異型細胞が微小乳頭状，充実性に増生する像を認

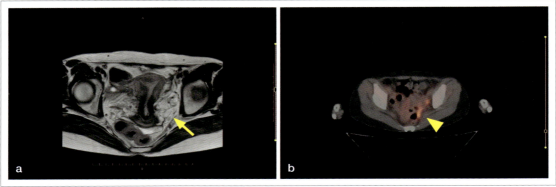

図3 画像所見
a：MRI T2強調像．左卵巣の背側，子宮体部左側に中等度の信号（⇨）が認められる．
b：PET-CTでも同様の部分に集積亢進が認められた（▷）．

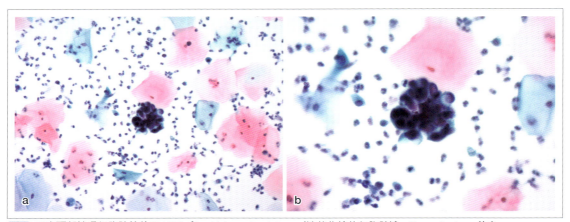

図4 子宮頸部擦過細胞診検体のLBC〔liquid-based cytology（液状化検体細胞診）〕，Papanicolaou染色
a：弱拡大像．炎症性背景に核腫大を伴う大型上皮細胞の重積性集塊を認める．
b：強拡大像．細胞のN/C比は大きく，核クロマチンの増量も認められる．

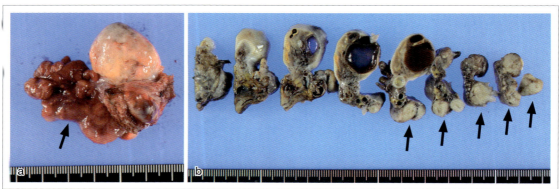

図5 摘出された左付属器
a：卵管部分には径の増大が認められる（➡）．
b：固定後の割面．卵管内部に充実性の組織が認められる（➡）．

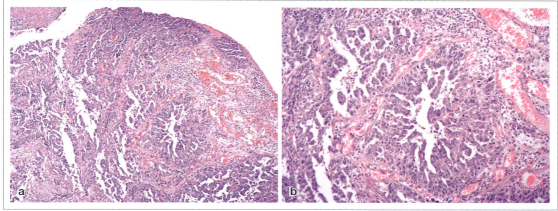

図6 左卵管腫瘍の組織学的所見
a：弱拡大像．卵管采部では，上皮と連続して乳頭状異型腺管の増生像を認める．
b：強拡大像．リンパ節と同様に，好酸性類円形大型異型細胞が乳頭状に増生する．

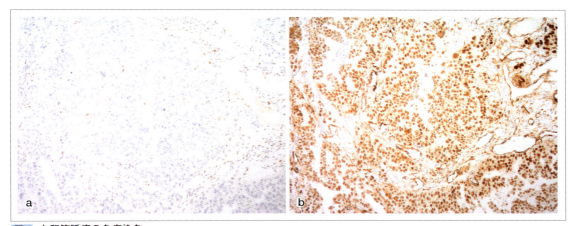

図7 左卵管腫瘍の免疫染色
a：p53 免疫染色．陰性（null pattern）と考えられる．
b：WT-1 免疫染色．核が陽性に染色される．

めた．一部は卵管上皮と移行するように存在し，卵管内を占拠するように増生 図6．免疫染色では，CK7 陽性，PAX8 陽性，p53 陰性（null pattern），WT-1 陽性，CA125 陽性であり，CK20 陰性，CDX2 陰性であった．MIB1 標識率は 88% であった 図7．

■ 病理診断：左卵管高異型度漿液性癌（high-grade serous carcinoma），pT1cNXM1，FIGO（International Federation of Gynecology and Obstetrics）stage Ⅳ

考察

頸部リンパ節転移で発見される原発不明癌は，頭頸部癌の約 3〜9% と報告されている．最も多い組織型は扁平上皮癌で，全体の 75〜90%，次いで未分化癌，腺癌の順となる．頸部リンパ節では上部のレベル Ⅰ〜Ⅲ に転移するのは頭頸部由来の癌が多く，下部のレベル Ⅳ，Ⅴ に転移するものとしては甲状腺や肺由来，またはそれよ

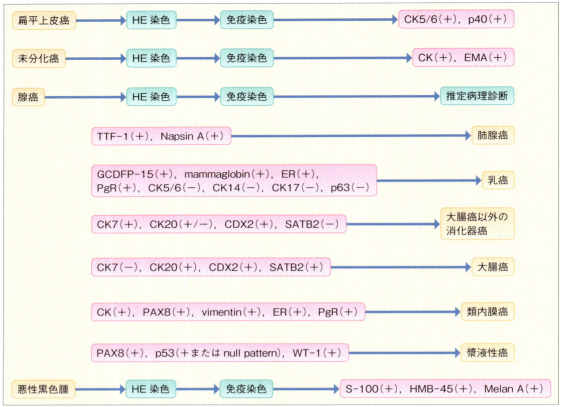

図8 頸部リンパ節に転移した腫瘍を鑑別するためのフローチャート

り下部の臓器由来の癌のことが多い．

　卵巣，卵管，腹膜原発の高異型度漿液性癌症例のうち，リンパ節転移で発見されるものはまれであるが，MD Anderson Cancer Center における20年間の記録では，このような症例35例中12例に鎖骨上窩リンパ節や頸部リンパ節転移が認められた．また，Pavlidis らは，原発不明癌には予後良好な群と予後不良な群があると報告しているが，局所的な治療が有効である頸部リンパ節転移をきたした扁平上皮癌やプラチナ製剤を基本とする化学療法が奏効する婦人科の漿液性癌などは予後良好群に属するとしている．

鑑別診断

　鑑別診断には扁平上皮癌，未分化癌，肺腺癌，他の腺癌，悪性黒色腫があげられる．

　扁平上皮癌，未分化癌，腺癌は，HE 染色である程度鑑別が可能である．低分化なものは肉腫や悪性黒色腫との鑑別のため，免疫染色が必要となる．

　鑑別のフローチャートを 図8 に示す．癌と肉腫や悪性黒色腫との鑑別には CK や EMA などの上皮性マーカーが有用である．扁平上皮癌の診断には CK5/6 や p40 の陽性所見が，肺腺癌の診断には TTF-1 や Napsin A の陽性所見が有用である．他の

腺癌の鑑別としては，乳癌の診断には，GCDFP-15，mammaglobin，ER，PgR 陽性所見が有用であるが，その他 CK5/6，CK14，CK17，p63 の消失なども重要である．消化器癌では CK7，CK20 の染色パターンのほか，CDX2 陽性所見が有用であり，大腸癌では SATB2 陽性の感度が高い．類内膜癌では CK，vimentin，PAX8，ER，PgR の陽性所見が鑑別に有用で，漿液性癌では PAX8，p53，WT-1 が陽性となる．悪性黒色腫は S-100，HMB-45，Melan A が陽性となる．

p53 免疫染色で腫瘍細胞の 75％以上が強陽性あるいはまったく陰性になる null pattern は，*p53* 遺伝子変異と関連することが知られている．その中間の染色態度を示すものには *p53* 遺伝子変異は認められず，陰性（wild type）と考えられる．このように p53 免疫染色の陰性には *p53* 遺伝子変異のある null pattern と遺伝子変異のない wild type がある．

治療

高異型度漿液性癌は，手術療法と化学療法が主たる治療法である．手術療法には，子宮全摘術，付属器摘除術，腫瘍の減量手術とリンパ節郭清術が含まれる．リンパ節郭清術は FIGO の臨床病期を決定するために必要であるが，広範郭清が予後に影響するかは定かではない．化学療法はシスプラチンやカルボプラチンとパクリタキセルやドセタキセルが基本となるが，近年，血管新生阻害薬として，vascular endothelial growth factor（VEGF）抗体や VEGF 受容体チロシンキナーゼ阻害薬（VEGF RTKi）が用いられつつあり，さらにポリ（ADP-リボース）ポリメラーゼ（PARP）阻害薬や免疫療法の応用が試みられている．

（棟方　哲）

症例 2 まれな腫瘍を病理学的に特定できた症例
若年者に発生した由来不明の縦隔腫瘍

縦隔の腫瘍性病変は原発臓器の特定がしばしば困難であり，鑑別対象となる腫瘍が多い．その一つに縦隔などの正中線上の臓器に好発する NUT 癌がある．NUT 癌は *NUT*（nuclear protein in testis）遺伝子の転座を伴う腫瘍で，ここに NUT 癌の最初の報告例を提示する．発症から約 4 か月で死の転帰をとり，当初は胸腺原発の「扁平上皮巣を伴う未分化癌」として記載された．

症例

- 年齢，性別：20 歳代前半，女性
- 既往歴，家族歴：特記事項なし
- 現病歴：胸痛，微熱，咳嗽が生じて受診
- 検査値：特記事項なし
- 画像所見：胸部 X 線にて縦隔腫瘤
- 組織学的所見：右鎖骨上窩より採取された組織材料では不明瞭〜明瞭な核小体を有する類円形細胞の充実性増殖がみられた 図1．類円形細胞の充実性増殖とともに，臨床像から悪性リンパ腫と診断．
- 免疫組織化学所見：pan-CK（AE1/AE3）部分陽性，EMA 部分陽性，p40 または p63 陽性，NUT 陽性（核内に斑点状・顆粒状に陽性）図2a,b．
- 遺伝子解析等：*NUT* gene break apart FISH にて split signal が認められる 図2c．
- 病理診断：NUT 癌（NUT carcinoma）

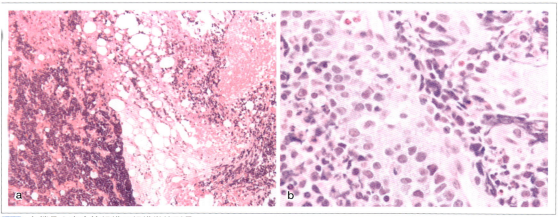

図1 右鎖骨上窩生検組織の組織学的所見
a：弱拡大像．リンパ節の構造は消失し，腫瘍細胞が充実性に増殖し，脂肪織への浸潤，壊死が認められる．
b：強拡大像．円形細胞質，明瞭〜不明瞭核小体をもつ類円形核を有する分化傾向のみられない異型細胞の充実性増殖が認められる．

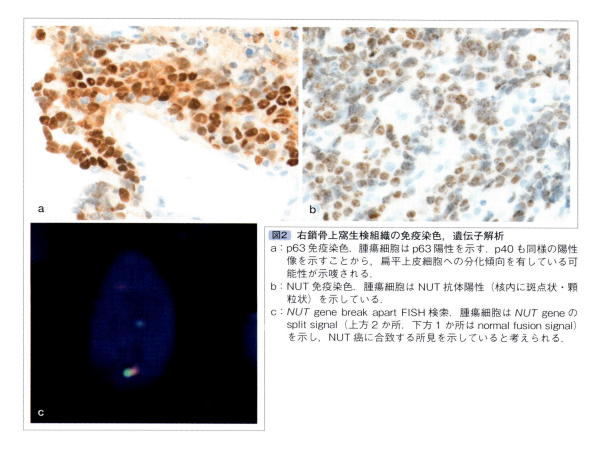

図2 右鎖骨上窩生検組織の免疫染色，遺伝子解析
a：p63 免疫染色．腫瘍細胞は p63 陽性を示す．p40 も同様の陽性像を示すことから，扁平上皮細胞への分化傾向を有している可能性が示唆される．
b：NUT 免疫染色．腫瘍細胞は NUT 抗体陽性（核内に斑点状・顆粒状）を示している．
c：*NUT* gene break apart FISH 検索．腫瘍細胞は *NUT* gene の split signal（上方 2 か所．下方 1 か所は normal fusion signal）を示し，NUT 癌に合致する所見を示していると考えられる．

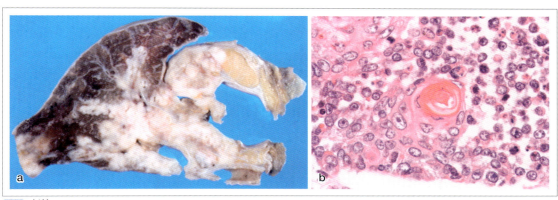

図3 剖検
a：肉眼所見．腫瘍は上前〜中縦隔を占拠し，右肺を含む周囲組織に著明な浸潤性増殖を示している．
b：組織学的所見．腫瘍細胞は未分化な部分がほとんどであったが，角化を伴う扁平上皮への分化（いわゆる abrupt keratinization）がみられる．

- 臨床経過：化学療法，放射線療法が行われたが，まったく効果なく，全身の骨への多発性転移を生じ，上大静脈症候群および大量の右胸水貯留を伴い，呼吸不全にて死の転帰をとった．
- 剖検：腫瘍は上前〜中縦隔を占拠し，右肺を含む周囲組織に広範な浸潤性増殖を示すほか 図3a，多発性の骨転移巣が認められた．組織学的には未分化な部分が

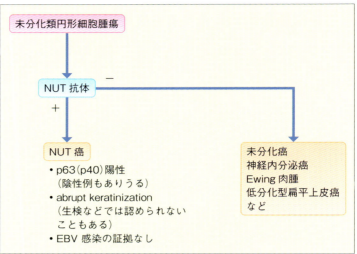

図4 未分化類円形細胞腫瘍の鑑別診断のフローチャート

ほとんどであったが，原発巣・転移巣ともに，角化を伴う扁平上皮への分化がみられた 図3b．扁平上皮への分化は原発巣では小範囲であったが，骨髄転移巣ではやや多くみられた．

考察

未分化癌と診断される症例のなかに，免疫組織化学的検索によりNUT抗体陽性を示すNUT癌がある．NUT癌症例の50％に初発時にすでに転移があるとされる．生検組織では未分化類円形細胞腫瘍として遭遇する機会がある．腫瘍化の責任遺伝子は*NUT*（15番染色体長腕上）で，腫瘍名もそれに因む．

鑑別診断

さまざまな未分化類円形細胞腫瘍が鑑別診断としてあげられる．中咽頭癌〔HPV関連（＋／−）〕，未分化癌などの上皮性腫瘍（耳下腺，肺など），嗅神経芽細胞腫，横紋筋肉腫，悪性黒色腫，リンパ腫，形質細胞腫などの非上皮性腫瘍との鑑別が必要である．break apart FISH や RT-PCR による *BRD4-NUT* の確認が必要であるが，現場ではNUT抗体を用いた免疫組織化学的検索が最も実用的と思われる．このため鑑別診断においては，NUT癌の存在を知っておくことと，免疫染色のリストのなかにNUT抗体を含めておくことが重要である 図4．以下に鑑別の要点をコメントする．

NUT癌との鑑別が必要となる低分化扁平上皮癌の生検では abrupt keratinization と異なるタイプの角化巣がみられない可能性もあり，組織像のみでは鑑別困難な場合もある．NUT癌も神経内分泌マーカーが陽性になることが知られており，生検で角化巣がみられない場合は鑑別困難と思われる．

上咽頭未分化癌は，通常はEBV陽性であることからNUT癌との鑑別は可能と思

われる．しかし，上咽頭未分化癌の20%程度がEBVと関連がなく，FISHにて*NUT*遺伝子の再構成が示されたとの報告があり，EBVとの関連が証明されない症例に関しては，NUT癌の可能性も考慮して検討する必要がある．

　嗅神経芽細胞腫は，神経内分泌マーカーが陽性になることから，鑑別に苦慮する場合がある．腫瘍胞巣辺縁部の支持細胞がS-100陽性を示すこと（傍神経節腫も同様の所見を呈する）がある．

　Ewing肉腫では，CD99，FLI1に加えて，NKX2.2が有用とされているが，*EWS-FLI1*などの融合遺伝子の検索が必要となる場合がある．

　胸腺腫瘍は，典型例であれば鑑別可能だが，リンパ球が目立たず，円形のp63陽性細胞が主体に増加している場合は鑑別に苦慮する場合がある．胸腺癌（低分化扁平上皮癌）では，Hassall小体がabrupt keratinization様にみえている可能性も考慮して検討する必要がある．

　SMARCB1/INI1欠失腫瘍（INI1は正常細胞の核に普遍的に発現している）は，未分化成分のみではvimentin，CAM5.2，EMA陽性で鑑別に苦慮する例がある．

治療

　確立された方法は現時点ではない．外科的アプローチ（摘出），アジュバント療法〔bromodomain and extraterminal domain inhibitor（BETi），histone deacetylase inhibitors（HDACi）〕，化学放射線療法などがなされたとの報告がある．

　　　　　　　　　　　　　　　　　　　　　　　　　　　　　　　　（村上一郎）

症例3 肺腫瘍

腫瘍は転移性か原発性か？　病理学的に推定できた症例

肺は，癌の血行性転移の頻度が最も高い臓器の一つであり，肺腫瘍の診断には，転移性腫瘍の可能性を常に考える必要がある．癌の既往がある場合，既往標本との対比を行い，原発巣か転移巣かの鑑別を行うことが基本的な診断プロセスであるが，転移巣が原発巣とまったく異なる組織像を呈する場合もある．本稿では，甲状腺乳頭癌の肺転移病変が肺扁平上皮癌に類似し，原発巣の同定に苦慮した症例を提示する．

症例

- 年齢，性別：70 歳代前半，男性
- 既往歴：C 型慢性肝炎，2 型糖尿病
- 家族歴：特記事項なし
- 現病歴：左頸部異所性甲状腺乳頭癌 図1,2 切除後の経過観察中に，胸部 CT 検査で肺腫瘍が指摘された．
- 検査値：特記事項なし
- 画像所見：左肺下葉に 20 mm 大の腫瘍
- 組織学的所見：左肺下葉切除検体では，多角形〜紡錘形細胞が大小の充実性に増生し，一部で角化を伴う 図3．甲状腺乳頭癌の核所見，乳頭状構造はみられず，肺扁平上皮癌が考えられた．
- 免疫組織化学所見：TTF-1 少数陽性，Napsin A 陰性，p63 陽性，p40 陽性，CK14 陽性，PAX8 陽性，Thyroglobulin（Tg）陰性 図4
- 遺伝子解析等：異所性甲状腺乳頭癌，肺腫瘍ともに，*BRAF* V600E 遺伝子変異を検出

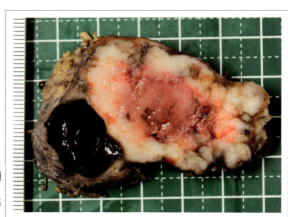

図1　左頸部異所性甲状腺乳頭癌の肉眼所見
白色充実状の腫瘍がみられ，出血が認められる．

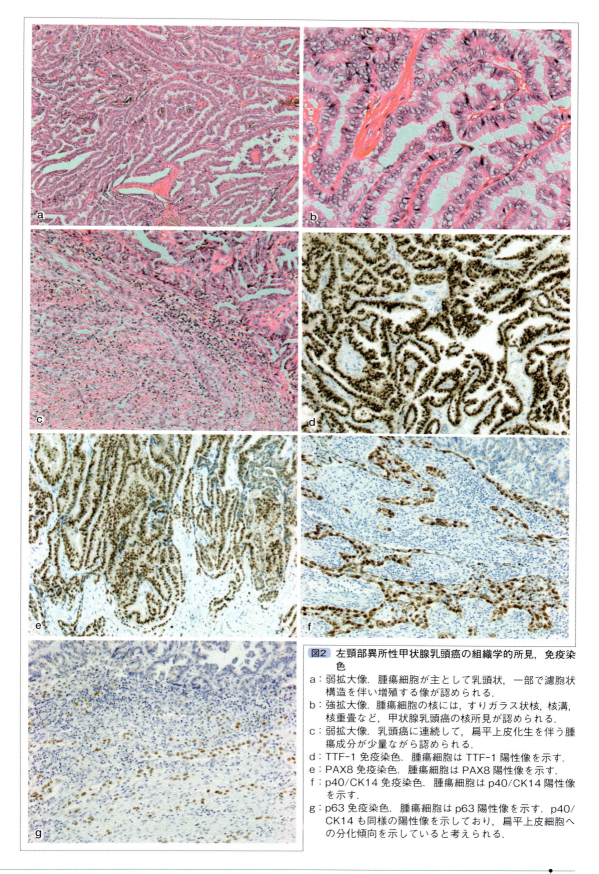

図2 左頸部異所性甲状腺乳頭癌の組織学的所見，免疫染色

a：弱拡大像．腫瘍細胞が主として乳頭状，一部で濾胞状構造を伴い増殖する像が認められる．
b：強拡大像．腫瘍細胞の核には，すりガラス状核，核溝，核重畳など，甲状腺乳頭癌の核所見が認められる．
c：弱拡大像．乳頭癌に連続して，扁平上皮化生を伴う腫瘍成分が少量ながら認められる．
d：TTF-1 免疫染色．腫瘍細胞は TTF-1 陽性像を示す．
e：PAX8 免疫染色．腫瘍細胞は PAX8 陽性像を示す．
f：p40/CK14 免疫染色．腫瘍細胞は p40/CK14 陽性像を示す．
g：p63 免疫染色．腫瘍細胞は p63 陽性像を示す．p40/CK14 も同様の陽性像を示しており，扁平上皮細胞への分化傾向を示していると考えられる．

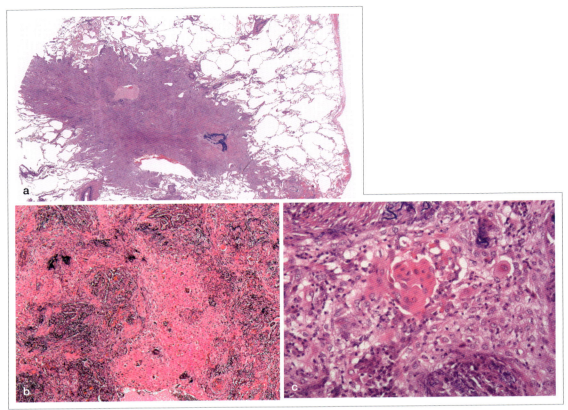

図3 左肺下葉切除組織の VB-HE 染色
a：ルーペ像．肺内に境界明瞭な充実状病変が認められる．
b：弱拡大像．好酸性の細胞質を有する腫瘍細胞が大小のシート状，充実状構造を伴い増殖する像が認められる．
c：強拡大像．腫瘍胞巣の一部では，癌真珠様の角化が認められる．

- **病理診断**：扁平上皮への分化の明瞭な甲状腺乳頭癌肺転移
- **臨床経過**：チロシンキナーゼ阻害薬治療が行われたが，骨転移，脾転移，多発性肺転移，多発リンパ節転移を生じ，緩和治療の方針となる．

考察

甲状腺乳頭癌の約 20〜40％に扁平上皮成分がみられ，通常は乳頭癌細胞に連続して扁平上皮化生が認められる．甲状腺乳頭癌は比較的高率にリンパ節転移をきたし，時に肺を含む遠隔転移を示す．転移巣においても扁平上皮化生が認められるが，通常は乳頭癌細胞に連続して扁平上皮化生が認められるため，診断に苦慮することは少ない．しかし，転移巣で広範に扁平上皮化生を伴い乳頭癌細胞成分が消失している場合には，HE 染色のみで腫瘍が原発か転移かを鑑別するのは困難である．

鑑別診断

肺原発扁平上皮癌と甲状腺乳頭癌の肺転移が鑑別にあがるが，典型的な乳頭癌細胞成分が消失している場合は HE 染色のみで鑑別するのは困難であり，種々の免疫

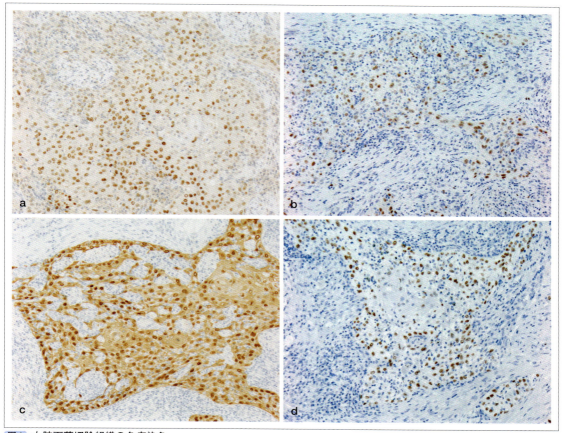

図4 左肺下葉切除組織の免疫染色
a：TTF-1免疫染色．腫瘍細胞はTTF-1陽性像を示す．
b：PAX8免疫染色．腫瘍細胞はPAX8陽性像を示す．甲状腺濾胞上皮への分化傾向を示していると考えられる．
c：p40/CK14免疫染色．腫瘍細胞はp40/CK14陽性像を示す．
d：p63免疫染色．腫瘍細胞はp63陽性像を示す．p40/CK14も同様の陽性像を示しており，扁平上皮細胞への分化傾向を示していると考えられる．

染色，分子生物学的検索が有用となる．

　肺原発扁平上皮癌ではTTF-1を発現する例は約1%以下とほとんどみられず，甲状腺乳頭癌の扁平上皮化生でもTTF-1は通常陰性であり，両者の鑑別には有用でない．Tgは，甲状腺乳頭癌の扁平上皮化生では一般的に陰性である．通常の乳頭癌肺転移病変では，TTF-1およびTg免疫染色陽性である．

　PAX8は，甲状腺分化癌だけでなく未分化癌においてもその発現が保たれることが多く，扁平上皮化生や扁平上皮癌においても多くの症例で陽性像が認められる．肺原発扁平上皮癌ではPAX8の部分的および弱陽性像がごく少数例でみられるのみであり，PAX8免疫染色は両者の鑑別に有用である．

　BRAF V600E点突然変異は，甲状腺乳頭癌の29〜69%でみられる．肺原発扁平上皮癌では*BRAF*点突然変異はまれであり，多くはV600E以外の点突然変異である．そのため，甲状腺乳頭癌原発巣で*BRAF* V600E点突然変異が認められる症例では，肺病巣に*BRAF* V600E点突然変異を確認することにより，甲状腺乳頭癌の肺転移と診断することが可能となる．甲状腺乳頭癌原発巣で*BRAF* V600E点突然変異がみら

れない症例では,*RET/PTC*遺伝子再構成が甲状腺乳頭癌の13～43％でみられることから,*RET/PTC*遺伝子再構成の検索が鑑別に有用となる.

治療

種々の治療法があり,放射線ヨード内用療法,分子標的治療薬などがあげられる.

〔安岡弘直,辻　洋美,辻本正彦〕

症例 4 腫瘍は転移性か原発性か？病理学的に推定できた症例
尿路腺癌で大腸癌の転移・浸潤と鑑別が問題となった症例

　膀胱の腺癌の頻度は膀胱悪性腫瘍の1～5％程度である．しかし，その多くは原発性膀胱腺癌ではなく，周囲臓器の腺癌の直接浸潤や，遠隔臓器腫瘍の転移としての続発性の腺癌である．自施設での集計によれば，膀胱原発の固有腺癌は1％あるいはそれ以下で，多くは続発性の腺癌である．膀胱腺癌は種々の高円柱状の細胞から成り，組織学的に純粋に腺の形質をもつ悪性腫瘍と定義づけられている．それ故に，膀胱の腺癌が原発であるか，続発性であるかはその後の治療にもかかわる問題であるため，消化管，特に近隣の結腸，直腸からの浸潤・転移との鑑別は重要な問題である．本稿では，結腸腺癌の膀胱浸潤症例と腺癌の様相を示した尿路上皮癌の症例を紹介する．

症例 1

- **年齢，性別**：70歳代後半，女性
- **主訴**：血尿
- **生活歴**：喫煙歴は10本/日×40年間．大酒家だったが，最近5,6年は飲酒なし．
- **既往歴**：42歳；肝破裂（交通事故），45歳；神経性胃潰瘍，71歳；高血圧症．
- **家族歴**：父親；高血圧，姉；大腸癌．
- **現病歴**：血尿，体重減少を主訴に来院．尿細胞診で，悪性，腺癌疑いとされた 図1．CT検査でS状結腸および結腸周囲軟部組織に腫瘍があり，膀胱内にも内腔の3/4を占める腫瘍が指摘され 図2，膀胱鏡検査で潰瘍を伴う結節性，浸潤性膀胱腫瘍と診断された 図3．S状結腸腫瘍は生検により高分化腺癌と診断された 図4．上記病変に対し，骨盤内臓器全摘術が行われた．切除標本では，潰瘍形成を伴う腫瘍がS状結腸のやや肛門側に存在し，結腸壁を越えて結腸外に大きな腫

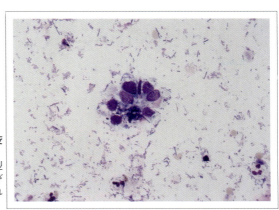

図1　自然尿細胞診のGiemsa免疫染色
核が辺縁に配列する立方状の大型細胞が，腺房状構造を示す集塊が認められる．悪性，腺癌と診断された．

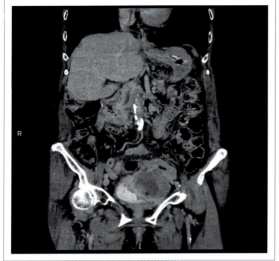

図2 造影 CT 所見
膀胱左側壁上部から右下部にかけて，中心部壊死を伴う巨大な腫瘍がある．全周性の結腸腫瘍が膀胱腫瘍と連続性を示す．

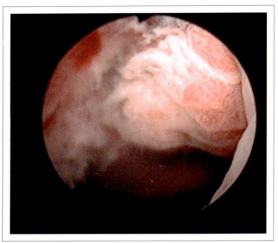

図3 膀胱鏡所見
潰瘍を伴う結節性，浸潤性腫瘍である．

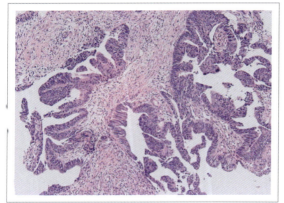

図4 S 状結腸腫瘍の生検組織所見
高分化腺癌で，間質の増生は浸潤性腫瘍を示唆する．

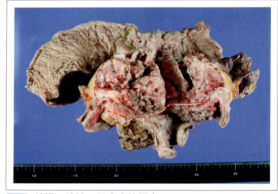

図5 結腸・膀胱・子宮全摘標本
潰瘍性結腸腫瘍を通る線に沿って割を入れた固定後の標本．緑の破線は結腸腫瘍を，白色の破線は膀胱の潰瘍性腫瘍を示す．赤の破線は S 状結腸・膀胱間の腫瘍である．

瘍を形成し，膀胱の腫瘍と連続して一塊となっていた 図5 ．回腸導管による尿路変更術が施行された．

- **検査値**：手術直前血中の CEA 値は 5.2 ng/mL，CA19-9 は 14.9 U/mL とほぼ正常上限を示した．
- **尿細胞診所見**：自然尿細胞診 図1 では，諸所に腺房様集塊が散見され，中心に向かう核の極性もみられたため悪性，腺癌と診断された．
- **組織学的所見**：S 状結腸腫瘍に対する生検では，高円柱状の腫瘍細胞が乳頭状に増生し，間質の増生を伴っており，group 5，高分化腺癌と診断された．
骨盤内臓全摘術の切除材料では，S 状結腸と膀胱に結腸外骨盤軟部組織腫瘍（図5 の赤の破線の部分）と連続する壊死の強い腫瘍がみられた．S 状結腸腫瘍（図5

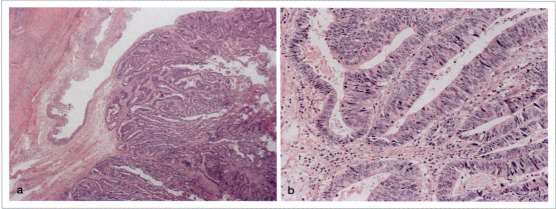

図6 膀胱腫瘍の組織学的所見
a：膀胱粘膜の尿路上皮の被覆は失われ，粘膜固有層に乳頭状の腺癌の増生を認める．
b：膀胱粘膜固有層で増殖する高分化腺癌．S状結腸癌で増殖する細胞とほぼ同様の所見である．

の緑の破線部分）は潰瘍限局型（2型）の腫瘍で，組織学的には高分化腺癌であり，固有筋層を越えて浸潤し，壁外腫瘍を形成していた．膀胱腫瘍（図5の白の破線部分）は潰瘍を伴う隆起性腫瘍で，粘膜面はびらん性で，びらん近傍まで良性の尿路上皮組織で覆われていた 図6a．S状結腸と同様，高分化腺癌であった 図6b．S状結腸・膀胱間の腫瘍（図5の赤の破線部分）も同様の高分化腺癌であった．リンパ管・静脈浸潤はみられなかった．
- 免疫組織化学所見：CK7 陰性，CK20 陽性，34βE12 陰性，p63 陰性，CEA 陽性，CDX2 陽性，CA125 陰性，GATA3 陰性，PAX8 陰性，β-catenin 陽性（細胞質のみ）図7．

本症例の腫瘍は直腸腺癌が膀胱に浸潤したか，それとも膀胱腺癌が直腸に浸潤したかが問題になったが，切除標本の肉眼所見や組織学的所見から，結腸腺癌の結腸外浸潤および膀胱壁直接浸潤と診断した．

症例2

- 年齢，性別：80歳代前半，男性
- 主訴：出血，排便障害
- 既往歴：早期胃癌術後，膵管内乳頭粘液性腫瘍術後
- 現病歴：血尿の主訴で受診し，泌尿器科で切除不能膀胱癌（組織検査なし）と診断された．その後，排便困難の症状に対して消化器内科でCT検査が行われ，膀胱後壁から直腸にかけて腫瘍性病変を認め，直腸生検で腺癌と診断された．膀胱鏡では結節性腫瘍がみられ，経尿道的切除（TUR）生検では腺癌が疑われた．
- 画像所見：CTでは膀胱壁は全体的に肥厚し，特に右側壁から後壁にかけて，境界不明瞭な腫瘍を形成していた．上部直腸壁も肥厚し，膀胱後壁との境界は不明瞭であった 図8, 9．膀胱鏡では膀胱頸部に非乳頭状，結節性浸潤性腫瘍がみられた 図10．また，直腸にも1/3周程度の境界不明瞭な腫瘍様病変がみられた．
- 組織学的所見：直腸腫瘍の生検組織は，間質の増生を伴う高分化腺癌であった

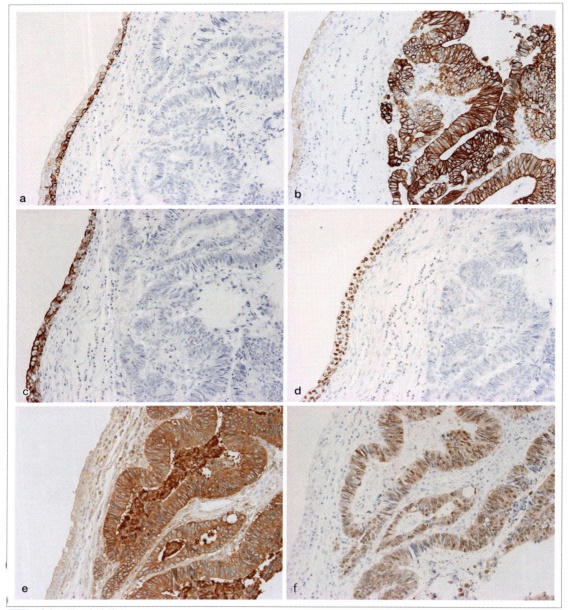

図7 腫瘍組織の免疫染色
a：34βE12免疫染色．腺癌細胞は陰性である．
b：CK20免疫染色．腺癌細胞は細胞質が強陽性である．
c：CK7免疫染色．腺癌細胞は陰性である．
d：GATA3免疫染色．腺癌細胞は陰性である．
e：CEA免疫染色．腺癌細胞は細胞質が強陽性である．
f：CDX2免疫染色．腺癌細胞は核が中等度陽性である．

図11．膀胱鏡で，採取された少量の腫瘍片では細胞が変形し，長紡錘形の好酸性細胞質と濃染した核をもつ腫瘍細胞が篩状構造を示していた．一部に管状構造 図12a がみられ，他部では充実性増殖部がみられた 図12b ．最初に行ったPSA，P504S，CK20，CDX2に対する免疫染色では，すべて陰性となったため，充実性部分 図12b は腺癌の未分化部分と考え，原発不明の腺癌と診断された．鑑別診断

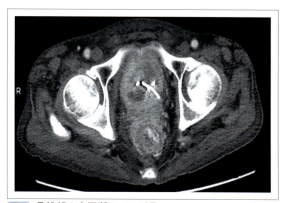

図8 骨盤部の水平断の CT 所見
恥骨後部に膀胱が認められるが，内腔は不整型をしており，高輝度のステントの一部が見える．膀胱壁は不明瞭で混濁しており，後部の直腸と連続性を認める．

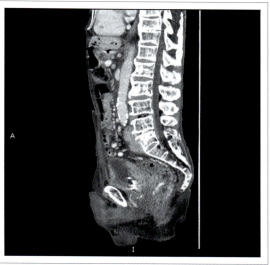

図9 骨盤部 CT 所見
膀胱後壁から直腸に至るまで軟部陰影を示す腫瘍を認める（膀胱腫瘍と直腸腫瘍の連続性がみられる）．

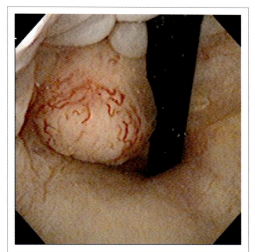

図10 膀胱鏡所見
境界明瞭な結節性浸潤性腫瘍．潰瘍や壊死はみられない．

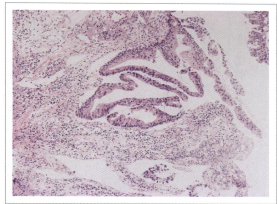

図11 直腸生検標本
group 5，高分化腺癌とした．

には，腺への分化を伴う尿路上皮癌，原発性膀胱腺癌，続発性膀胱腺癌（原発巣不明）があげられた．

■ **免疫組織化学所見**：当初，原発不明低分化腺癌と診断したが，原発巣が確認できず，追加の免疫染色を行った．CK7 陰性（一部に陽性所見あり），CK20 陽性（充実部のみ），p63 陽性，GATA3 陽性，CDX2 陰性，PSA 陰性，P504S 陰性，β-catenin 陽性（細胞質のみ）**図13**．免疫染色で尿路上皮への分化が明瞭で，かつ腺腔形成細胞の腺への分化も変性はあるものの，部分的に認められた．以上の結果から，低分化腺癌ではなく，腺腔形成を伴う尿路上皮癌と診断した．

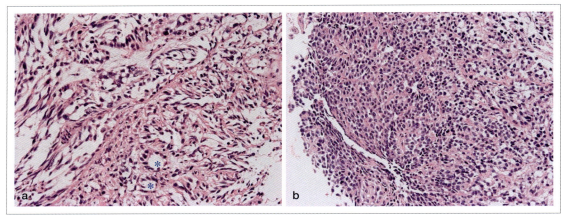

図12　膀胱腫瘍の TUR-Bt 組織学的所見
a：熱変性のため，腫瘍細胞の多くが紡錘状となっている．変性した篩状構造がみられ，部分的に管状構造（＊）が認められた．
b：充実性増殖部．
TUR-Bt：経尿道的膀胱腫瘍切除術

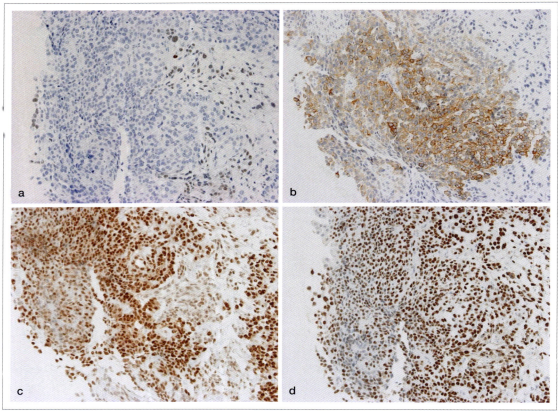

図13　TUR-Bt で採取された膀胱腫瘍の免疫染色
a：CDX2 免疫染色．腫瘍細胞は陰性である．
b：CK20 免疫染色．腫瘍細胞は細胞質が強陽性である．
c：GATA3 免疫染色．腫瘍細胞は強陽性である．
d：p63 免疫染色．腫瘍細胞は核が強陽性である．

本症例では直腸と膀胱のいずれが原発かということが問題となった．膀胱腫瘍の鑑別診断として腺への分化を伴う尿路上皮癌，原発性膀胱腺癌，続発性膀胱腺癌（原発不明）などがあげられる．本症例では免疫染色の再検討の結果，腫瘍細胞の核はCDX2陰性，GATA3とp63はびまん性に陽性，CK20は充実性部分が細胞質に陽性となった．以上の結果から，膀胱腫瘍は基本的には尿路上皮癌で，腺腔様構造を伴っていると考えられた．

考察

　膀胱腺癌は"大腸腺癌の組織像に酷似した所見を示す組織のみから構成される腫瘍"で，結腸，直腸の腺癌との鑑別が困難なことが予測される．

　結腸，直腸に腺癌が発見され，かつ膀胱や他の尿路に腺癌が確認された場合の取り扱いが問題となる．頻度と可能性からは，①結腸・直腸癌の膀胱への浸潤・転移，②尿路上皮癌の結腸・直腸への浸潤・転移，③膀胱腺癌と結腸・直腸腺癌はそれぞれ別の腫瘍（重複癌），④膀胱腺癌の結腸・直腸への浸潤・転移の4つが鑑別にあがる．結腸，特に，S状結腸は左骨盤部に位置し，膀胱と発生学的にも近く，また解剖学的にも近い．結腸癌は頻度も高く，病理標本でみる機会は多い．一方，尿路，とりわけ原発性膀胱腺癌は頻度が低い．

　尿路の腺癌は高円柱状の細胞から成る腺管を構成し，①粘液産生を認めない通常亜型（adenocarcinoma, not otherwise specified〈NOS〉），②細胞内に粘液形成を認める腸亜型（intestinal type），③細胞外に大量の粘液を分泌する粘液亜型（mucinous type），④胃の印環細胞癌に酷似する印環細胞亜型（signet ring cell type），そして尿道憩室で頻度が高いものの膀胱ではきわめてまれな，⑤明細胞亜型（clear cell type）から成る．それ故に，膀胱腺癌の組織診断においては，組織型を記載するとともに，尿膜管腺癌か非尿膜管腺癌，原発か転移かも併せて報告する必要がある．自施設での検討では，膀胱に比較的頻度の高い続発性腺癌としては，前立腺癌と結腸・直腸腺癌の直接浸潤・転移であった．この観点から，GATA3，p63，CDX2，P504Sを第一選択の抗体としている．GATA3の核染色は膀胱原発腺癌や結腸・直腸腺癌ではみられないが，腺への分化を伴う尿路上皮癌の腺癌部分にわずか9〜18％にみられるとの報告がある．

　症例1はS状結腸癌の膀胱左側壁への直接浸潤であった．組織学的には原発か続発性かの鑑別は困難であるが，切除標本の肉眼所見，組織学的所見や免疫染色所見は結腸腺癌の膀胱浸潤を示唆している．CDX2は結腸癌のよい腫瘍マーカーと考えられていたが，近年，尿路の腺癌においても発現することが知られるようになった．したがって，膀胱腺癌で，核のCDX2陽性所見は必ずしも結腸腺癌を意味するものではない．

　前立腺の膀胱浸潤や転移の組織像も，腸型の膀胱原発腺癌に類似することがある．そのために，組織学的所見のみで組織型を決定することは危険である．前立腺癌の免疫組織学的マーカーとしては，34βE12, p63, PSAとP504Sがあげられる．ただし，結腸腺癌もP504Sに高率に陽性反応を示し，低率ではあるが，肺癌や乳癌でも陽性となるので，免疫染色による判定には注意が必要である．また，P504Sは，

膀胱の淡明細胞腺癌にも細胞質に顆粒状の陽性像を示し，診断の参考になる．ただし，この反応は尿路上皮癌や腎性腺腫（nephrogenic adenoma）でも陽性になることがある．

　症例2の教訓は，免疫染色の結果が陰性であっても1回のchallengeだけで決めてはいけないということであった．臨床経過や画像検査所見と一致をみない場合は，免疫染色を再度行うことも必要である．2回目の免疫染色で充実部，管状あるいは篩状構造ともGATA3, p63陽性であったことから，腺腔様構造を伴う尿路上皮癌と考えた．

（金城　満，下釜達朗，清澤大裕）

症例5 病理学的推定が治療法選択に役立った症例
大腸癌プロファイルの原発不明癌肝転移に治療が奏効した症例

症例

- 年齢，性別：50歳代後半，男性
- 既往歴：特記事項なし
- 喫煙歴：20本/日×39年
- 飲酒歴：機会飲酒
- 家族歴：父親；肺癌
- 現病歴：

X年6月頃から，下腹部の膨満感が出現し，継続していた．

X年10月の職場検診で，血清CEA高値を指摘された．

X年11月に精査目的で近医を受診．上部・下部内視鏡では特に悪性所見は認められず，腹部CTで，腹膜播種，少量の腹水貯留および多発性肝転移を指摘された 図1 ．胸部CTでは，肺や縦隔に明らかな腫瘤性病変は認められず，頭頸部および泌尿器の診察でも，悪性所見は認めず．X年12月に原発不明癌の診断で，当院へ紹介受診となった．初診時の検査所見では，血清CEAおよびCA125の上昇を認めた 表1 ．肝転移巣から経皮的針生検を施行した．病理組織学的所見は，細胞内粘液を有する細胞の小胞巣増殖を認め，腫瘍細胞は，好酸性顆粒を有する腺癌と診断された 図2 ．免疫組織化学検査（IHC）では，腫瘍組織は，CK7陰性，CK20陽性，CDX2陽性を示した 図3 ．病理組織学的検査から，結腸・直腸由来の上皮性癌であることが示唆された．なお，肝転移巣の遺伝子変異検索では，*KRAS*および*BRAF*の変異は認められなかった．結腸・直腸由来の腺癌であることが示唆された原発不明癌と診断した．

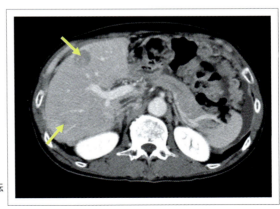

図1 初診時の腹部CT所見
腹水貯留，腹膜播種および肝に転移巣（⇨）が認められる．

表1 初診時血液検査

WBC	7,020/μL	LDH	142 U/L	CPK	62 U/L
RBC	419×10⁴/μL	ALP	247 U/L	CRP	1.87 mg/dL
Hb	12.6 g/dL	γ-GTP	21 U/L	CEA	8.8 ng/mL
Ht	38.0%	Amylase	77 U/L	CA19-9	0.1 U/mL
Plt	32.8×10⁴/μL	BUN	16 mg/dL	CA125	220.9 U/mL
TP	6.5 g/dL	Cr	0.71 mg/dL	AFP	3.7 ng/mL
Alb	3.8 g/dL	Na	142 mEq/L	PSA	0.4 ng/mL
AST	17 U/L	Cl	104 mEq/L	ProGRP	55.7 pg/mL
ALT	10 U/L	K	4.2 mEq/L		
T-bil	0.5 mg/dL	Ca（補正値）	9.6 mg/dL		

血清 CEA および CA125 の上昇を認めた．CA125 の上昇は，腹膜播種を反映していると思われる．

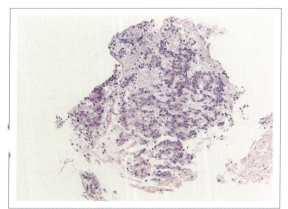

図2 肝転移巣からの生検標本（HE 標本）
細胞内に粘液を有する小細胞巣の増殖を認める．

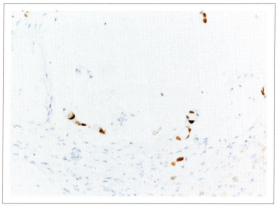

図3 免疫組織化学検査（CDX2）
腫瘍細胞は，CK7 陰性，CK20 陽性，CDX2 陽性で，原発巣として結腸・直腸癌が示唆される．

治療

　治療は転移性の結腸癌に準じて，5-フルオロウラシル（5-FU），ロイコボリン（LV），オキサリプラチン（L-OHP）の併用療法である mFOLFOX6（5-FU 400 mg/m² + LV 200 mg/m² + L-OHP 85 mg/m² 1 日目，5-FU 2,400 mg/m²，46 時間投与，2 週間隔）療法を X 年 12 月末から開始した．mFOLFOX6 療法を 5 サイクル施行後の CT では，肝転移巣の縮小および腹水の減少を認めた 図4．mFOLFOX6 療法を継続し，X+1 年 5 月には 9 サイクル目を投与した．同時期の CT でも肝転移巣は縮小を維持していた．L-OHP による末梢神経障害（grade 2）が増悪したため，L-OHP は中止し，X+1 年 6 月から，5-FU/LV 療法（5-FU 400 mg/m² + LV 200 mg/m² 1 日目，5-FU 2,400 mg/m²，46 時間投与，2 週間隔）を開始した．その後も腫瘍縮小は維持され，X+2 年 1 月に 14 サイクル目の 5-FU/LV 療法を投与した．

　X+2 年 1 月の CT では，肝転移巣の再増大を認めた．このため，X+2 年 3 月か

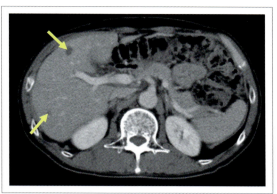

図4 mFOLFOX6療法5サイクル後の腹部CT所見
治療前と比較して，肝転移巣（⇨），腹膜播種巣の縮小，腹水の減少を認めた．

ら，FOLFIRI＋ベバシズマブ療法（5-FU 400 mg/m^2＋LV 200 mg/m^2＋イリノテカン〈CPT-11〉150 mg/m^2 1日目，5-FU 2,400 mg/m^2，46時間投与＋ベバシズマブ10 mg/kg 1日目，2週間隔）へ変更した．治療効果はstable diseaseで，X＋2年8月に12サイクル目を投与した．経過中に消化管の穿孔は認められなかった．X＋2年9月のCTでは，肝転移巣の再増大を認めた．このため，X＋2年10月から，CPT-11 150 mg/m^2＋パニツムマブ6 mg/kg，2週間隔の投与を開始した．X＋2年11月に5サイクル目を投与した．X＋2年12月のCTでは，肝に新たな転移巣を認めた．このため，X＋3年1月から，トリフルリジン・チピラシル（TAS102）の内服による治療を開始した．X＋3年3月のCTでは，肝転移巣の増大を認め，TAS102は無効と判断した．このため，X＋3年3月から，テガフール・ギメラシル（TS-1）の内服へ変更した．X＋3年6月に食後の腹痛，腹部膨満感が出現し，CTでは肝転移巣および腹膜播種の増大を認めた．さらに，腹水も増加した．その後，腸閉塞を発症し，緩和ケア中心の治療を行っていたが，徐々に全身状態が不良となり，X＋3年8月に永眠された．

考察

本症例は，主な病変が腹膜播種および肝転移であった．肝転移巣の病理組織は，腺癌，IHCでは，CK7陰性，CK20陽性，およびCDX2陽性で結腸・直腸由来の上皮性癌が示唆される所見であった．血清腫瘍マーカーは，CEAが軽度上昇，CA125の上昇を認め，CA19-9は上昇していなかった．このため，結腸・直腸癌のプロファイルを有する原発不明癌として，結腸・直腸癌に準じた化学療法を行い，病勢の再増悪時に，治療レジメンを変更した．そして，約2年3か月の間，化学療法を継続し，治療開始から約2年8か月で永眠された．なお，本症例は，腹膜播種があり，経過中に腸閉塞を発症したので，経過中に大腸内視鏡は施行しなかった．本症例のように，腹膜播種を主体とした腺癌で，原発巣が不明の場合は，結腸・直腸癌のプロファイルを有する腫瘍の可能性も考慮し，IHCによる検索の際に，病理医との密接な連携が必要と思われる．

（安藤正志）

原発巣を病理学的に推定できた症例

鼠径部リンパ節に転移した癌細胞がPSA陽性所見を示したため，原発巣の同定に難渋したextra-mammary Paget's disease

症例

- **年齢，性別**：70歳代前半，男性
- **既往歴**：胃潰瘍（詳細不明）
- **現病歴**：左鼠径部リンパ節腫脹，左下肢の浮腫を主訴に近医より紹介受診．CTにて，腹部大動脈周囲〜両側総腸骨動脈周囲，骨盤側壁，両側鼠径部にリンパ節腫大がみられた 図1．悪性リンパ腫，前立腺癌のリンパ節転移が疑われて鼠径リンパ節生検が施行された．生検検体は転移性癌の所見であった．
- **検査値**：血液検査にてPSAは5.503 ng/mL（正常上限4.00 ng/mL），CEAは6.9 ng/mL（正常上限5.0 ng/mL）といずれもやや高値であった．
- **画像所見（初見時）図1**：CTにて，腹部大動脈周囲〜両側総腸骨動脈周囲，骨盤側壁，両側鼠径部にリンパ節腫大がみられ，FDG PETにて同部と左副腎に集積亢進が認められた．
- **臨床経過**：

鼠径リンパ節生検検体の診断時には原発部位が同定できず，原発巣の検索のために前立腺生検，上部・下部消化管内視鏡検査が勧められたが，患者の同意が得られず，原発巣検索の実施が困難であった．原発不明癌として経過観察されていたが，初診から3か月後に陰嚢腫大がみられるようになった．初診から4か月後に前立腺生検および，上部・下部消化管内視鏡検査が施行され，いずれも悪性所見は認められなかった．

キャンサーボードにて，以前から陰嚢の掻痒感について訴えがあったことが判明し，PETを見直すと陰嚢に異常集積が認められた 図2．臨床症状と病理所見を合わせた結果，陰嚢のextramammary Paget's disease（EMPD）の可能性が疑われた．その後，会陰部の皮膚生検が行われprimary EMPDと確定診断された．

副腎転移，リンパ節転移があり，stage IVと判断されたため手術適応はなく，ドセタキセル単剤の化学療法が施行された．

- **病理所見**：

右鼠径リンパ節には，核腫大を伴い，偏在核と好酸性の豊かな胞体を有する腫瘍細胞の充実索状増生がみられ，転移性癌を考える所見であった 図3a, b．免疫染色にて腫瘍細胞はpan-CK（AE1/AE3）とCK7が陽性で 図3c，CK20とTTF-1は陰性であった．PSAは部分的に陽性であった 図3d．典型的な前立腺癌の組織像ではないが，PSAが部分的に陽性であったことから，診断時には前立腺癌の転移の可能性は否定できないと報告した．

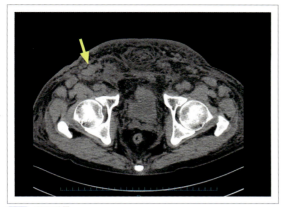

図1 CT所見
右鼠径部にリンパ節腫大がみられる（⇨）.

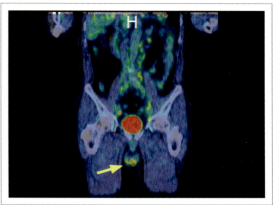

図2 PET所見
陰嚢に異常集積が認められる（⇨）.

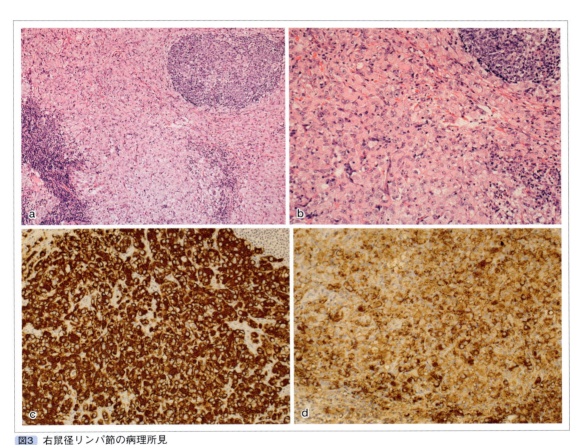

図3 右鼠径リンパ節の病理所見
a：HE染色弱拡大像　　　b：HE染色強拡大像　　　c：CK7免疫染色　　　d：PSA免疫染色
明瞭な核小体，類円形偏在核，好酸性の豊かな胞体を有する腫瘍細胞の充実索状増生がみられる（a, b）．免疫染色にて，腫瘍細胞はCK7が広範囲に陽性（c），PSAは部分的に陽性（d）である.

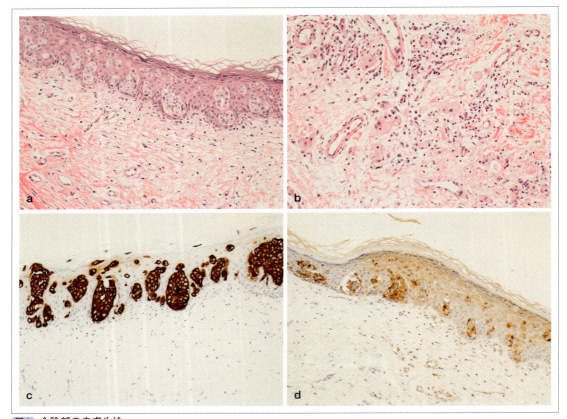

図4　会陰部の皮膚生検
a：HE染色強拡大像　　b：HE染色強拡大像　　c：CK7免疫染色　　d：PSA免疫染色
類円形核，淡明な胞体を有する腫瘍細胞が表皮内で胞巣状に増殖し（a），真皮への浸潤もみられる（b）．免疫染色にて，腫瘍細胞はCK7が陽性（c），PSAは部分的に陽性（d）である．

　　会陰部の皮膚生検検体では，表皮内に淡明な胞体を有する細胞の胞巣状増生がみられ，真皮への浸潤も認められた 図4a, b．免疫染色にてそれらの細胞はCK7が陽性で 図4c，PSAは部分的に陽性であった 図4d．以上の所見から，リンパ節転移を伴うprimary EMPDと確定診断された．

考察

　　本症例は鼠径部リンパ節に癌の転移が見つかり，臨床的に前立腺癌が疑われていたことと，免疫染色でPSA陽性であったことから前立腺癌の転移が疑われた．しかし，primary EMPDではPSA陽性所見を示しうるというピットフォールに陥ったため，診断に苦慮した症例である．患者の皮膚症状に関する訴えが臨床的に重要視されていなかったため，皮膚病変の可能性があるという情報が病理側に伝わらず，結果的に診断に難渋した．皮膚病変は画像でとらえにくいため，原発不明癌症例では，病理側から臨床医に皮膚病変の有無を確認する必要性を実感した症例である．

　　primary EMPDでは30～50％の症例に免疫染色でPSAの発現が認められ，男性例だけでなく，女性例でも発現がみられる．男性例では偶発的に前立腺癌を伴う症

例もあるが，前立腺癌を伴わない症例もある．

　前立腺癌では P501S が陽性，EMA が陰性であり，CK7 が陰性になることが多いのに対し，primary EMPD では P501S が陰性，EMA と CK7 が陽性となるため，免疫染色のパネルが鑑別に有用である．

　PSA を発現する EMPD 症例では血清 PSA 値が高くなる例があり，本症例でも PSA 値の軽度増加がみられたが血清 CEA の軽度増加もみられ，前立腺癌以外の癌の可能性も疑えた．前立腺癌が表皮内に進展した secondary EMPD では，免疫染色にて PSA および NKX3.1 の両者が陽性となり，診断に有用である．

　免疫染色における PSA の発現は，当初は前立腺癌に特異的であると考えられていたが，EMPD や乳癌などでも陽性になることが報告されており，PSA 所見単独での解釈には注意が必要である．

〔高橋恵美子，都築豊徳〕

7章 免疫組織化学抗体一覧表

免疫組織化学抗体一覧表

- 原発不明癌の原発巣特定に有用と思われる抗体をリストアップした．
- 良悪性の判定や悪性度の評価，腫瘍細胞の形質・機能性の検索を主目的として使用する抗体は割愛した（Ki-67，p53 など）．
- リストではできるだけ簡潔に用途を記したため，抗体の選択にあたっては，必ず本文および原典となる論文を参照されたい．
- 100％の感度，特異度を備えた抗体は存在しないので，経過や画像などの臨床情報や形態像をふまえたうえで，鑑別診断の候補を十分絞り込み，複数の抗体をパネルとして使用するのが望ましい．

抗体名	陽性となる腫瘍（＊は陰性化）	備考
34βE12	扁平上皮癌，尿路上皮癌	● 高分子量の cytokeratin を認識する ● 前立腺の良悪性の鑑別，乳癌の浸潤性の有無の判定にも用いる
α-fetoprotein（AFP）	肝細胞癌，卵黄嚢腫瘍，種々の臓器の肝様腺癌	● 膵腺房細胞癌，卵巣淡明細胞癌の一部でも陽性を示す
α-inhibin	性索間質性腫瘍，副腎皮質癌	
α-SMA（α-smooth muscle antibody）	平滑筋腫瘍	
AE1/AE3	上皮性腫瘍一般	● 広範囲の cytokeratin を認識する ● 肝細胞癌は陰性 ● 肉腫でも陽性を示すことがある
ALK（anaplastic lymphoma kinase）	ALK 陽性未分化大細胞型リンパ腫，ALK 陽性大細胞型 B 細胞リンパ腫，ALK 陽性肺癌，炎症性筋線維芽細胞腫瘍	
androgen receptor（AR）	唾液腺導管癌，皮膚付属器腫瘍，乳癌の一部，Paget 病	
Arginase 1	肝細胞癌	
β-catenin	膵充実性偽乳頭状腫瘍，甲状腺癌，類内膜癌，子宮内膜間質肉腫，大腸癌の一部で核内発現	● 特異度は低い ● 肝細胞腺腫の一部やデスモイド，鼻咽腔血管線維腫など良性腫瘍でも核に陽性を示す
Bcl-10	膵腺房細胞癌	
Bcl-2	滑膜肉腫，孤立性線維性腫瘍	● 濾胞性リンパ腫と反応性リンパ濾胞過形成との鑑別にも用いる
Ber-EP4	癌腫一般	● 主に中皮腫との鑑別に用いられる

抗体名	陽性となる腫瘍（＊は陰性化）	備考
BRAF V600E	甲状腺乳頭癌，Langerhans 細胞腫瘍ほか組織球系腫瘍，ヘアリー細胞白血病，メラノーマ	● V600E 変異型 BRAF 分子を認識する ● 疾患特異度は低く，肺癌，大腸癌など種々の腫瘍でも変異があれば陽性を示す
BRG1（SMARCA4）	SMARCA4 欠損腫瘍（胸部肉腫，肺癌，高カルシウム血症を伴う卵巣小細胞癌）＊	
CA125	種々の癌腫	● 特異度は低く，原発巣特定には有用ではない
CA19-9	種々の癌腫	● 特異度は低く，原発巣特定には有用ではない
Calcitonin	甲状腺髄様癌	
Calponin	平滑筋腫瘍	
Calretinin	中皮腫，性索間質性腫瘍，副腎皮質腫瘍	
CAM5.2	腺癌一般，肉腫の一部	● 低分子量の cytokeratin を認識する ● 扁平上皮癌は陰性
CD1a	Langerhans 細胞腫瘍	● T リンパ芽球性リンパ腫の一部でも陽性を示す
CD3	T/NK 細胞リンパ腫	
CD4	T 細胞リンパ腫の一部，組織球系腫瘍，Langerhans 細胞腫瘍	
CD5	胸腺癌，T 細胞リンパ腫，マントル細胞リンパ腫，慢性リンパ性白血病	● T 細胞リンパ腫の一部は発現が消失する
CD8	T 細胞腫瘍の一部	
CD10	子宮内膜間質腫瘍，腎細胞癌，膵充実性偽乳頭状腫瘍，絨毛癌，種々のリンパ腫	● 特異度は低く，種々の肉腫，上皮性腫瘍で陽性を示すことがある
CD15	組織球系腫瘍，Hodgkin リンパ腫，卵巣淡明細胞癌	
CD20	B 細胞リンパ腫	● 形質細胞性腫瘍，リンパ芽球性リンパ腫は陰性 ● 原発性滲出性リンパ腫などの一部の B 細胞リンパ腫は陰性
CD21	濾胞樹状細胞肉腫	
CD23	濾胞樹状細胞肉腫，慢性リンパ性白血病	● 濾胞性リンパ腫の一部でも陽性を示す
CD25	成人 T 細胞白血病/リンパ腫，ヘアリー細胞白血病	
CD30	胎児性癌，未分化大細胞型リンパ腫，びまん性大細胞型リンパ腫の一部，Hodgkin リンパ腫	● 特異度は低く，非血液性腫瘍でも陽性を示すことがある
CD31	血管系腫瘍	
CD33	骨髄性白血病，顆粒球肉腫	

抗体名	陽性となる腫瘍（＊は陰性化）	備考
CD34	血管系腫瘍，その他の種々の間葉系腫瘍（消化管間質腫瘍，孤立性線維性腫瘍，隆起性皮膚線維肉腫，類上皮肉腫など），白血病，顆粒球肉腫	・単独では血管系マーカーとしての特異度は低い
CD35	濾胞樹状細胞肉腫	
CD45RO	T細胞リンパ腫	
CD56	神経内分泌腫瘍，神経原性腫瘍，NK/T細胞リンパ腫，形質細胞腫瘍	・骨髄性白血病の一部でも陽性を示す
CD68	組織球系腫瘍，急性骨髄性白血病（M4，M5）	・特異度は低く，種々の肉腫，上皮性腫瘍で陽性を示すことがある
CD79a	B細胞リンパ腫，形質細胞腫瘍	
CD99（MIC2）	Ewing肉腫，副腎皮質腫瘍，性索間質性腫瘍，孤立性線維性腫瘍，滑膜肉腫，急性白血病	・特異度は低く，種々の肉腫，上皮性腫瘍，メラノーマで陽性を示すことがある ・Ewing肉腫のマーカーとしてはNKX2.2のほうが特異度は高い
CD138	形質細胞性腫瘍，他のB細胞リンパ腫の一部	・上皮性腫瘍で陽性を示すことがある
CD163	組織球系腫瘍，Langerhans細胞腫瘍，急性骨髄性白血病（M4，M5）	・肉腫の一部でも陽性を示す
CDK4 (cyclin-dependent kinase 4)	脂肪肉腫	・高分化脂肪肉腫，脱分化型脂肪肉腫の診断のためにはMDM2との併用が望ましい
CDX2	小腸癌，大腸癌，胃癌・膵癌・胆管癌の一部	・膀胱腺癌，肺・婦人科臓器の一部など消化器以外の腺癌も陽性を示すことがある
CEA (carcinoembryonic antigen)	腺癌一般	・腎細胞癌，前立腺癌，類内膜癌，卵巣漿液性癌，副腎皮質腫瘍は陰性 ・中皮腫の陰性マーカーとしても使う
Chromogranin A	神経内分泌腫瘍	
CK5/6	扁平上皮癌，中皮腫	・乳癌ではbasal-like phenotypeの腫瘍で陽性を示す
CK7	腺癌一般	・CK20と併用して，原発巣の絞り込みに用いる ・肝細胞癌，腎細胞癌，前立腺癌，大腸癌は陰性 ・扁平上皮癌は一般的に陰性であるが，一部の症例で陽性を示す
CK20	大腸癌，尿路上皮癌，卵巣粘液性腺癌，胃・胆・膵癌の一部，Merkel細胞癌	・CK7と併用して，原発巣の絞り込みに用いる
C-KIT（CD117）	消化管間質腫瘍，セミノーマ，未分化胚細胞腫，胸腺癌，急性骨髄性白血病，顆粒球肉腫，メラノーマ	・臓器特異度は低い
Claudin-4	癌腫一般	・中皮腫の陰性マーカーとして用いる

抗体名	陽性となる腫瘍（＊は陰性化）	備考
Cyclin D1	マントル細胞リンパ腫	● 特異度は低く，膵充実性偽乳頭状腫瘍，ヘアリー細胞白血病，形質細胞性腫瘍の一部など種々の腫瘍でも陽性を示す
D2-40	中皮腫，セミノーマ，血管系腫瘍	● 上皮性腫瘍で一部陽性を示すことがある
Desmin	筋原性腫瘍	● 線維形成性小円形細胞腫瘍でも陽性を示す
Desmoglein-3	扁平上皮癌	
DOG1（discovered on GIST）	消化管間質腫瘍	
E-cadherin	浸潤性小葉癌，膵充実性偽乳頭状腫瘍＊	
EMA（epithelial membrane antigen）	上皮性腫瘍一般，中皮腫，髄膜腫，形質細胞性腫瘍	● 未分化大細胞型リンパ腫など一部のリンパ腫でも陽性を示す
ERG	血管系腫瘍	● 血管系腫瘍に対しては CD31, CD34, FLI1 より感度，特異度とも高い ● 前立腺癌などの *EGR* 遺伝子融合を伴う腫瘍でも陽性を示す
estrogen receptor（ER）	乳癌，類内膜癌，漿液性癌，皮膚付属器腫瘍	
Factor Ⅷ（F8）	血管系腫瘍	
FDC	濾胞樹状細胞腫瘍	
FLI1	血管系腫瘍，Ewing 肉腫，膵充実性偽乳頭状腫瘍の一部	
FOXL2	性索間質性腫瘍	
GATA3	乳癌，尿路上皮癌，皮膚付属器腫瘍，Paget 病，唾液腺導管癌などの一部の唾液腺腫瘍，絨毛癌	● 傍神経節腫でも陽性を示す
GCDFP-15（gross cystic disease fluid protein-15）	乳癌，皮膚付属器腫瘍，Paget 病，唾液腺導管癌・分泌癌	
Glypican 3	肝細胞癌，卵黄嚢腫瘍，絨毛癌，卵巣淡明細胞腺癌，肝様腺癌，膵腺房細胞癌の一部	
H3K27me3	悪性末梢神経鞘腫＊	
HBME-1	中皮腫	● 特異度は低く，腺癌でも陽性を示すことがある
h-caldesmon	平滑筋腫瘍	
hCG（human chorionic gonadotropin）	絨毛性腫瘍	
Hep-Par1（hepatocyte specific antigen）	肝細胞癌，肝様腺癌，膵腺房細胞癌の一部	● 低分化肝細胞癌の陽性率は低い ● 胃印環細胞癌，十二指腸乳頭部癌でも陽性を示す

抗体名	陽性となる腫瘍（＊は陰性化）	備考
HER2 (human epidermal growth factor receptor type 2)	乳癌，Paget 病，唾液腺導管癌	
HHF35 (muscle specific actin)	筋原性腫瘍	
HHV8 (human herpesvirus 8)	HHV-8 関連腫瘍（Kaposi 肉腫，原発性滲出性リンパ腫）	● ウイルスの潜伏感染蛋白 LANA1 に対する抗体を用いる
HMB-45	メラノーマ，血管周囲類上皮性腫瘍	
HNF1β	卵巣淡明細胞癌	
HNF4α	消化管原発腺癌	● 臓器特異度は低く，消化管以外の種々の臓器の腺癌で陽性を示すことがある ● 肺では浸潤性粘液性腺癌が陽性を示す
hPL (human placental lactogen)	絨毛性腫瘍	
IMP3	漿液性癌，膵導管癌，中皮腫	● 臓器特異度，疾患特異度とも低い
INI1 (BAF47)	悪性ラブドイド腫瘍，非定型奇形腫様/ラブドイド腫瘍，類上皮肉腫＊	● 他の INI1 を欠損した肉腫，上皮性腫瘍でも発現低下がみられる
INSM1	神経内分泌腫瘍	
Langerin (CD207)	Langerhans 細胞腫瘍	
LCA (leukocyte common antigen)	リンパ腫，白血病，顆粒球肉腫	● 未分化大細胞型リンパ腫，Hodgkin リンパ腫など一部のリンパ腫は陰性
Mammaglobin	乳癌，皮膚付属器腫瘍，唾液腺腫瘍の一部（分泌癌），類内膜癌	
MDM2	脂肪肉腫	● 高分化脂肪肉腫，脱分化型脂肪肉腫の診断のためには CDK4 との併用が望ましい
Melan A (MART1)	メラノーマ，淡明細胞肉腫，血管周囲類上皮性腫瘍，副腎皮質腫瘍，性索間質性腫瘍	
Merkel cell polyomavirus	Merkel 細胞癌	● ウイルスの large T 抗原に対する抗体を用いる
Mesothelin	中皮腫	● 特異度は低く，種々の癌腫で陽性を示すことがある
MITF (microphthalmia-associated transcription factor)	メラノーマ，血管周囲類上皮性腫瘍	
MOC31	腺癌一般	● 中皮腫の陰性マーカーとして用いる
Myeloperoxidase (MPO)	急性骨髄性白血病，顆粒球肉腫	
MyoD1	横紋筋肉腫	
Myogenin	横紋筋肉腫	
Myoglobin (Mb)	横紋筋肉腫	
Napsin A	肺腺癌	● 腎細胞癌，卵巣淡明細胞癌の一部でも陽性を示す

抗体名	陽性となる腫瘍（＊は陰性化）	備考
NKX2.2	Ewing肉腫	● Ewing肉腫に対する特異度はCD99, FLI1より高い ● 消化管，膵の神経内分泌腫瘍でも陽性を示す
NKX3.1	前立腺癌	● 乳癌（特に浸潤性小葉癌）の一部でも陽性を示す
NSE（neuron-specific enolase）	神経原性腫瘍，神経内分泌腫瘍	● 特異度は低く，組織型の特定には有用ではない
NUT（nuclear protein of the testis）	NUT癌	
Oct-3/4	セミノーマ，未分化胚細胞腫，胎児性癌	
p16	子宮頸部扁平上皮癌・腺癌，中咽頭癌などのHPV関連腫瘍	● 扁平上皮癌の原発巣推定には役立つが，その他の組織型については種々の腫瘍が陽性を示し，特異度は低い
p40	扁平上皮癌，尿路上皮癌	
p63	扁平上皮癌，尿路上皮癌，筋上皮性腫瘍	● 前立腺における基底細胞，乳腺における筋上皮の有無の判定にも用いる
PAP	前立腺癌	
PAX2	腎細胞癌	● 種々の婦人科腫瘍で陽性を示すことがある
PAX7	Ewing肉腫	
PAX8	Müller管由来腫瘍，卵巣癌，甲状腺癌，胸腺癌，腎細胞癌	● 膵，直腸の神経内分泌腫瘍でも陽性を示す
PLAP	胚細胞腫瘍	
progesterone receptor（PgR）	乳癌，婦人科腫瘍	● 膵神経内分泌腫瘍，膵充実性偽乳頭状腫瘍，甲状腺癌の一部でも陽性を示す
PSA（prostate specific antigen）	前立腺癌	● 唾液腺導管癌，乳癌，皮膚付属器腫瘍でも陽性を示すことがある
RCC（renal cell carcinoma）	腎細胞癌	● 特異度は低く，種々の腫瘍で陽性を示すことがある
S-100	神経原性腫瘍，メラノーマ，淡明細胞肉腫，組織球系腫瘍，Langerhans細胞腫瘍	● 筋上皮性腫瘍，分泌癌など唾液腺腫瘍の一部でも陽性を示す
SALL4	胚細胞腫瘍	
SATB2	大腸癌	
SF-1（steroidogenic factor 1）	副腎皮質癌，性索間質性腫瘍	
SMAD4	膵癌の約半数で発現低下＊	
SOX10	神経原性腫瘍，メラノーマ，淡明細胞肉腫	
SOX11	マントル細胞リンパ腫，膵充実性偽乳頭状腫瘍	
STAT6	孤立性線維性腫瘍	● 高分化脂肪肉腫，脱分化型脂肪肉腫の一部でも陽性を示す

抗体名	陽性となる腫瘍（*は陰性化）	備考
Surfactant apoprotein A（PE10）	肺腺癌	
Synaptophysin	神経内分泌腫瘍	
TdT（terminal deoxynucleotidyl transferase）	リンパ芽球性リンパ腫	● 急性骨髄性白血病の一部でも陽性を示す
TFE3	胞巣状軟部肉腫，Xp11.2転座型腎細胞癌，膵充実性偽乳頭状腫瘍	● 膵神経内分泌腫瘍の一部でも陽性を示す
Thrombomodulin（TM）	尿路上皮癌，血管系腫瘍，中皮腫，扁平上皮癌	
Thyroglobulin（Tg）	甲状腺癌	
TLE1	滑膜肉腫	● CIC-DUX4，BCOR-CCNB3に関連した未分化肉腫（Ewing様肉腫）でも陽性を示す
Trypsin	膵腺房細胞癌	
TTF-1（thyroid transcription factor 1）	肺腺癌，肺および肺以外の小細胞癌，肺カルチノイド腫瘍，甲状腺癌	● 肺浸潤性粘液性腺癌では陽性率が低い ● 婦人科腫瘍など肺以外の腫瘍でも陽性を示すことがある
Uroplakin II/Uroplakin III	尿路上皮癌	
Villin	大腸癌	● 特異度は低く，種々の腫瘍で陽性を示すことがある
Vimentin	間葉系（非上皮性）腫瘍	● 腎細胞癌，類内膜癌など一部の上皮性腫瘍で陽性
WT-1	中皮腫，卵巣・卵管漿液性癌，腹膜癌，線維形成性小細胞腫瘍	● 線維形成性小円形細胞腫瘍はC末端を認識する抗体で陽性を示す ● 子宮体部漿液性腺癌の多くは陰性

（中塚伸一）

参考文献

1章　序論
原発不明癌をめぐる新しい視座

- Monzon FA, et al. Multicenter validation of a 1,550-gene expression profile for identification of tumor tissue origin. J Clin Oncol 2009；27：2503-8.
- Pavlidis N, et al. Cancer of unknown primary site. Lancet 2012；379：1428-35.
- Tan DS, et al. Molecular profiling for druggable genetic abnormalities in carcinoma of unknown primary. J Clin Oncol 2013；31：e237-9.
- Varadhachary GR, et al. Cancer of unknown primary site. N Engl J Med 2014；371：757-65.
- Ross JS, et al. Comprehensive genomic profiling of carcinoma of unknown primary site：New routes to targeted therapies. JAMA Oncol 2015；1：40-9.
- Varadhachary G. Carcinoma of unknown primary site：The poster child for personalized medicine? JAMA Oncol 2015；1：19-21.
- Bussu F, et al. HPV and EBV infections in neck metastases from occult primary squamous cell carcinoma：another virus-related neoplastic disease in the head and neck region. Ann Surg Oncol 2015；22 Suppl 3：S979-84.
- Honda A, et al. Successful control of carcinoma of unknown primary with axitinib, a novel molecular-targeted agent：a case report. Chemotherapy 2014；60：342-5.
- Galloway TJ, et al. Management of squamous cancer metastatic to cervical nodes with an unknown primary site. J Clin Oncol 2015；33：3328-37.
- Boscolo-Rizzo P, et al. The prevalence of human papillomavirus in squamous cell carcinoma of unknown primary site metastatic to neck lymph nodes：a systematic review. Clin Exp Metastasis 2015；32：835-45.
- Conner JR, et al. Metastatic carcinoma of unknown primary：diagnostic approach using immunohistochemistry. Adv Anat Pathol 2015；22：149-67.
- Sweeney CJ, et al. Chemohormonal therapy in metastatic hormone-sensitive prostate cancer. N Engl J Med 2015；373：737-46.
- 日本臨床腫瘍学会編．原発不明がん診療ガイドライン2010年版．東京：メディカルレビュー社；2010.
- 向井博文．原発不明がん—適切な診断・治療のポイント．東京：メジカルビュー社；2012.

2章　基本的知識
原発巣探索法の現状

- NCCN guideline.
https://www.nccn.org/professionals/physician_gls/pdf/occult.pdf
- Pavlidis N, et al. Cancer of unknown primary site. Lancet 2012；379：1428-35.
- Varadhachary GR, et al. Cancer of unknown primary site. N Engl J Med 2014；371：757-65.
- Ross JS, et al. Comprehensive Genomic Profiling of Carcinoma of Unknown Primary Site：New Routes to Targeted Therapies. JAMA Oncol 2015；1：40-9.
- Conner JR, et al. Metastatic carcinoma of unknown primary：diagnostic approach using immunohistochemistry. Adv Anat Pathol 2015；22：149-67.
- Bochtler T, et al. Diagnosis and management of metastatic neoplasms with unknown primary. Semin Diagn Pathol 2018；35：199-206.

3章　探索法の実際
画像診断

- NCCN Guidelines for Occult Primary Version I. 2018.
- 日本臨床腫瘍学会．原発不明がん診療ガイドライン　改訂第2版．南江堂；2018.
- Burglin SA, et al. ^{18}F-FDG PET/CT for detection of the primary tumor in adults with

- extracervical metastases from cancer of unknown primary：A systematic review and meta-analysis. Medicine（Baltimore）2017；96：e6713.
- Moller AK, et al. ^{18}F-FDG PET/CT as a diagnostic tool in patients with extracervical carcinoma of unknown primary site：a literature review. Oncologist 2011；16：445-51.
- Kwee TC, Kwee RM. Combined FDG-PET/CT for the detection of unknown primary tumors：systematic review and meta-analysis. Eur Radiol 2009；19：731-44.
- Breuer N, et al. Prognostic relevance of ^{18}F-FDG PET/CT in carcinoma of unknown primary. Clin Nucl Med 2014；39：131-5.
- Lee JR, et al. Detection of occult primary tumors in patients with cervical metastases of unknown primary tumors：comparison of ^{18}F FDG PET/CT with contrast-enhanced CT or CT/MR imaging-prospective study. Radiology 2015；274：764-71.
- Gödény M, et al. Impact of 3T multiparametric MRI and FDG-PET-CT in the evaluation of occult primary cancer with cervical node metastasis. Cancer Imaging 2016；16：38.
- Koh DM, Collins DJ. Diffusion-weighted MRI in the body：applications and challenges in oncology. AJR 2007；188：1622-35.
- Sekine T, et al. PET/MR Outperforms PET/CT in Suspected Occult Tumors. Clin Nucl Med 2017；42：e88-e95.

細胞診

- Parvin Ganjei-Azar, et al., Effusion Cytology. New York：Demos Medical Publishing；2011.
- Gattuso P, et al., eds. Differential Diagnosis in Cytopathology. 2nd ed. Cambridge：Cambridge University Press；2014.
- 土屋眞一監．体腔液細胞診カラーアトラス．東京：文光堂；2012.

遺伝子診断

- Losa F, et al. 2018 consensus statement by the Spanish Society of Pathology and the Spanish Society of Medical Oncology on the diagnosis and treatment of cancer of unknown primary. Clin Transl Oncol 2018；20：1361-72.
- Conway AM, et al. Molecular characterisation and liquid biomarkers in Carcinoma of Unknown Primary（CUP）：taking the 'U' out of 'CUP'. Br J Cancer 2019；120：141-53.
- Binder C, et al. Cancer of unknown primary-Epidemiological trends and relevance of comprehensive genomic profiling. Cancer Med 2018；7：4814-24.
- Ramaswamy S, et al. Multiclass cancer diagnosis using tumor gene expression signatures. Proc Natl Acad Sci U S A 2001；98：15149-54.
- Tothill RW, et al. An expression-based site of origin diagnostic method designed for clinical application to cancer of unknown origin. Cancer Res 2005；65：4031-40.
- Horlings HM, et al. Gene expression profiling to identify the histogenetic origin of metastatic adenocarcinomas of unknown primary. J Clin Oncol 2008；26：4435-41.
- Varadhachary GR, et al. Carcinoma of unknown primary with a colon-cancer profile-changing paradigm and emerging definitions. Lancet Oncol 2008；9：596-9.
- van Laar RK, et al. Implementation of a novel microarray-based diagnostic test for cancer of unknown primary. Int J Cancer 2009；125：1390-7.
- Greco FA, et al. Molecular profiling diagnosis in unknown primary cancer：accuracy and ability to complement standard pathology. J Natl Cancer Inst 2013；105：782-90.
- Tothill RW, et al. Development and validation of a gene expression tumour classifier for cancer of unknown primary. Pathology 2015；47：7-12.
- Yoon HH, et al. Gene expression profiling identifies responsive patients with cancer of unknown primary treated with carboplatin, paclitaxel, and everolimus：NCCTG N0871（alliance）. Ann Oncol 2016；27：339-44.
- Ma XJ, et al. Molecular classification of human cancers using a 92-gene real-time quantitative polymerase chain reaction assay. Arch Pathol Lab Med 2006；130：465-73.

- Weiss LM, et al. Blinded comparator study of immunohistochemical analysis versus a 92-gene cancer classifier in the diagnosis of the primary site in metastatic tumors. J Mol Diagn 2013；15：263-9.
- Hainsworth JD, et al. A retrospective study of treatment outcomes in patients with carcinoma of unknown primary site and a colorectal cancer molecular profile. Clin Colorectal Cancer 2012；11：112-8.
- Hainsworth JD, et al. Molecular gene expression profiling to predict the tissue of origin and direct site-specific therapy in patients with carcinoma of unknown primary site：a prospective trial of the Sarah Cannon research institute. J Clin Oncol 2013；31：217-23.
- Harrandah AM, et al. Emerging microRNAs in cancer diagnosis, progression, and immune surveillance. Cancer Lett 2018；438：126-32.
- Lu J, et al. MicroRNA expression profiles classify human cancers. Nature 2005；435：834-8.
- Rosenfeld N, et al. MicroRNAs accurately identify cancer tissue origin. Nat Biotechnol 2008；26：462-9.
- Rosenwald S, et al. Validation of a microRNA-based qRT-PCR test for accurate identification of tumor tissue origin. Mod Pathol 2010；23：814-23.
- Varadhachary GR, et al. Prospective gene signature study using microRNA to identify the tissue of origin in patients with carcinoma of unknown primary. Clin Cancer Res 2011；17：4063-70.
- Ferracin M, et al. MicroRNA profiling for the identification of cancers with unknown primary tissue-of-origin. J Pathol 2011；225：43-53.
- Moran S, et al. Precision medicine based on epigenomics：the paradigm of carcinoma of unknown primary. Nat Rev Clin Oncol 2017；14：682-94.
- Fernandez AF, et al. A DNA methylation fingerprint of 1628 human samples. Genome Res 2012；22：407-19.
- Moran S, et al. Epigenetic profiling to classify cancer of unknown primary：a multicentre, retrospective analysis. Lancet Oncol 2016；17：1386-95.
- Tothill RW, et al. Massively-parallel sequencing assists the diagnosis and guided treatment of cancers of unknown primary. J Pathol 2013；231：413-23.
- Ross JS, et al. Comprehensive genomic profiling of carcinoma of unknown primary site：new routes to targeted therapies. JAMA Oncol 2015；1：40-9.
- Gatalica Z, et al. Comprehensive tumor profiling identifies numerous biomarkers of drug response in cancers of unknown primary site：analysis of 1806 cases. Oncotarget 2014；5：12440-7.
- Varghese AM, et al. Clinical and molecular characterization of patients with cancer of unknown primary in the modern era. Ann Oncol 2017；28：3015-21.
- Subbiah IM, et al. Next generation sequencing of carcinoma of unknown primary reveals novel combinatorial strategies in a heterogeneous mutational landscape. Oncoscience 2017；4：47-56.
- Löffler H, et al. Molecular driver alterations and their clinical relevance in cancer of unknown primary site. Oncotarget 2016；7：44322-9.
- Gatalica Z, et al. Comprehensive analysis of cancers of unknown primary for the biomarkers of response to immune checkpoint blockade therapy. Eur J Cancer 2018；94：179-86.
- Kato S, et al. Utility of genomic analysis in circulating tumor DNA from patients with carcinoma of unknown primary. Cancer Res 2017；77：4238-46.
- Hoadley KA, et al. Cell-of-origin patterns dominate the molecular classification of 10,000 tumors from 33 types of cancer. Cell 2018；173：291-304.

4章　原発不明癌の背景
肺・胸腔
- Dail DH. Metastases to and from the lung. In：Tomashefski JF, et al., eds. Dail and Hammar's Pulmonary Pathology. New York：Springer；2008. p.735-66.

- Aubry MC, Burke AP. Metastases to the lung and pleura. In：Burke AP, et al., eds. Practical Thoracic Pathology. Philadelphia：Wolters Kluwer；2017. p.441-7.
- Pelosi G, et al. Metastases to the lung. In：Travis WD, et al., eds. WHO Classification of Tumours of the Lung, Pleura, Thymus and Heart. 4th ed. Lyon：IARC Press；2015. p.148-51.
- Murer B, et al. Metastases involving the lungs. In：Hasleton P, Flieder DB, eds. Spencer's Pathology of the Lung. 6th ed. Cambridge：Cambridge University Press；2013. p.1375-407.
- 湊　宏．肺転移性腫瘍の鑑別診断．病理と臨床 2010；28：239-46.
- 日本臨床腫瘍学会監訳．原発不明がん．NCCN ガイドライン日本語版．https://www2.tri-kobe.org/nccn/guideline/occult/japanese/occult.pdf
- Vidarsdottir H, et al. Comparison of three different TTF-1 clones in resected primary lung cancer and epithelial pulmonary metastases. Am J Clin Pathol 2018；150：533-44.
- Troxell ML, et al. Comparison of estrogen and progesterone receptor antibody reagents using proficiency testing data. Arch Pathol Lab Med 2017；141：1402-12.
- Riquet M, et al. Intrathoracic lymph node metastases from extrathoracic carcinoma：the place for surgery. Ann Thorac Surg 2009；88：200-5.
- Chen ZM, et al. Differential expression of alpha-methylacyl coenzyme A racemase in adenocarcinomas of the small and large intestines. Am J Surg Pathol 2005；29：890-6.

骨・軟部

- 森永正二郎．原発不明癌の病理診断における免疫染色の意義．深山正久ほか編．病理と臨床．臨時増刊号 32．免疫組織化学—診断と治療選択の指針．東京：文光堂；2014．p.64-75.
- 元井　亨．転移性骨腫瘍と上皮様骨腫瘍の鑑別．野島孝之，小田義直編．腫瘍病理鑑別診断アトラス　骨腫瘍．東京：文光堂；2016．p.192-8.
- 吉田朗彦．肉腫の転移をめぐって．病理と臨床 2017；35：167-71.
- Bullough PG. Malignant nonmatrix-producing bone tumors. In：Orthopaedic Pathology. 5th ed. Maryland Heights：Mosby；2010. p.477-96.
- Unni KK, Inwards CY. Conditions that commonly simulate primary neoplasms of bone. In：Dahlin's Bone Tumors. 6th ed. Philadelphia：Wolters Kluwer；2010. p.305-80.
- Pavlidis N, Pentheroudakis G. Cancer of unknown primary site. Lancet 2012；379：1428-35.
- Varadhachary GR, Raber MN. Cancer of unknown primary site. N Engl J Med 2014；371：757-65.
- Bocklage TJ, et al. Metastatic tumors of soft tissue and bone. In：Bone and Soft Tissue Tumors. A Multidisciplinary Review with Case Presentations. London：JP Medical Publishers；2014. p.343-65.
- Reith JD. Bone and joints. In：Goldblum JR, et al., eds. Rosai and Ackerman's Surgical Pathology. 11th ed. Philadelphia：Elsevier；2018. p.1740-809.

肝

- 相島慎一，山地康大郎．転移性肝腫瘍の病理．臨床外科 2016；71：1331-7.
- Fan Z, et al. Hep par 1 antibody stain for the differential diagnosis of hepatocellular carcinoma：676 tumors tested using tissue microarrays and conventional tissue sections. Mod Pathol 2003；16：137-44.
- Baumhoer D, et al. Glypican 3 expression in human nonneoplastic, preneoplastic, and neoplastic tissues. Am J Clin Pathol 2008；129：899-906.
- Yang Z, et al. Immunohistochemical characterization of the origins of metastatic well-differentiated neuroendocrine tumors to the liver. Am J Surg Pathol 2017；41：915-22.

皮膚

- Johnson WC. Metastatic carcinoma of the skin. In：Elder DE, ed. Lever's Histopathology of the Skin. Philadelphia：Wolters Kluwer；2015. p.1417-28.

- Patterson JW. Cutaneous metastasis. In：Weedon's Skin Pathology. London：Elsevier；2016. p.1118-28.
- Mahalingam M, et al. The diagnostic utility of immunohistochemistry in distinguishing primary skin adnexal carcinomas from metastatic adenocarcinoma to skin：an immunohistochemical reappraisal using cytokeratin 15, nestin, p63, D2-40, and calretinin. Mod Pathol 2010；23：713-9.
- Lee JJ, et al. p40 exhibits better specificity than p63 in distinguishing primary skin adnexal carcinomas from cutaneous metastases. Hum Pathol 2014；45：1078-83.

頭頸部
- 日本頭頸部癌学会編．頭頸部癌診療ガイドライン．2018年版．東京：金原出版；2018.
- 日本臨床腫瘍学会編．頭頸部がん薬物療法ガイダンス．第2版．東京：金原出版；2018.
- 日本臨床腫瘍学会編．原発不明がん診療ガイドライン．改訂第2版．東京：南江堂；2018.
- Stelow EB, French CA. Carcinomas of the upper aerodigestive tract with rearrangement of the nuclear protein of the testis (NUT) gene (NUT midline carcinomas). Adv Anat Pathol 2009；16：92-6.

縦隔
- Travis WD, et al., eds. WHO Classification of Tumours of the Lung, Pleura, Thymus and Heart. Lyon：IARC Press；2015. p.183-298.
- Bi Y, et al. Immunophenotypic and prognostic analysis of PAX8 and TTF-1 expressions in neuroendocrine carcinomas of thymic origin：A comparative study with their pulmonary counterparts. J Surg Oncol 2016；114：697-702.
- Middleton G. Involvement of the thymus by metastic neoplasms. Br J Cancer 1966；20：41-6.
- Nonaka D, et al. Diagnostic utility of thymic epithelial markers CD205 (DEC205) and Foxn1 in thymic epithelial neoplasms. Am J Surg Pathol 2007；31：1038-44.

5章　治療法の選択
原発不明癌の治療
- Fizazi K, et al. Cancers of unknown primary site：ESMO Clinical Practice Guidelines for diagnosis, treatment and follow-up. Ann Oncol 2015；26 Suppl 5：v133-8.
- Merson M, et al. Breast carcinoma presenting as axillary metastases without evidence of a primary tumor. Cancer 1992；70：504-8.
- De Bresser J, et al. Breast MRI in clinically and mammographically occult breast cancer presenting with an axillary metastasis：a systematic review. Eur J Surg Oncol 2010；36：114-9.
- Varadarajan R, et al. Prognosis of occult breast carcinoma presenting as isolated axillary nodal metastasis. Oncology 2006；71：456-9.
- Galimberti V, et al. Clinical experience with axillary presentation breast cancer. Breast Cancer Res Treat 2004；88：43-7.
- Black D, et al. Fallopian tube and peritoneal cancers. Raghavan D, et al., eds. Textbook of Uncommon Cancer. 4th ed. Wiley-Blackwell；2012. p.582-90.
- Levanon K, et al. New insights into the pathogenesis of serous ovarian cancer and its clinical impact. J Clin Oncol 2008；26：5284-93.
- Bloss JD, et al. Extraovarian peritoneal serous papillary carcinoma：a case-control retrospective comparison to papillary adenocarcinoma of the ovary. Gynecol Oncol 1993；50：347-51.
- Ayhan A, et al. Long-term survival after paclitaxel plus platinum-based combination chemotherapy for extraovarian peritoneal serous papillary carcinoma：is it different from that for ovarian serous papillary cancer? Int J Gynecol Cancer 2006；16：484-9.

- Bloss JD, et al. Extraovarian peritoneal serous papillary carcinoma：a phase Ⅱ trial of cisplatin and cyclophosphamide with comparison to a cohort with papillary serous ovarian carcinoma-a Gynecologic Oncology Group Study. Gynecol Oncol 2003；89：148-54.
- Coleman RE. Clinical features of metastatic bone disease and risk of skeletal morbidity. Clin Cancer Res 2006；12：6243s-6249s.
- Leung AK, et al. The clinical course of patients with prostate-specific antigen≥100 ng/ml：insight into a potential population for targeted prostate-specific antigen screening. Urology 2018；117：101-7.
- Gentile PS, et al. Disseminated prostatic carcinoma simulating primary lung cancer. Indications for immunodiagnostic studies. Cancer 1988；62：711-5.
- Varadhachary GR, et al. Carcinoma of unknown primary with gastrointestinal profile：immunohistochemistry and survival data for this favorable subset. Int J Clin Oncol 2014；19：479-84.
- Stang A, et al. Gonadal and extragonadal germ cell tumours in the United States, 1973-2007. Int J Androl 2012；35：616-25.
- Richardson RL, et al. The unrecognized extragonadal germ cell cancer syndrome. Ann Intern Med 1981；94：181-6.
- Bauer DE, et al. Clinicopathologic features and long-term outcomes of NUT midline carcinoma. Clin Cancer Res 2012；18：5773-9.
- Union for International Cancer Control. Brierley JD, et al., eds. Head and Neck Tumours. 8th ed. Oxford；John Wiley & Sons；2017. p.17-56.
- Issing WJ, et al. Diagnosis and management of carcinoma of unknown primary in the head and neck. Eur Arch Otorhinolaryngol 2003；260：436-43.
- Patel RS, et al. Squamous cell carcinoma from an unknown head and neck primary site：a "selective treatment" approach. Arch Otolaryngol Head Neck Surg 2007；133：1282-7.
- Aslani M, et al. Metastatic carcinoma to the cervical nodes from an unknown head and neck primary site：Is there a need for neck dissection? Head Neck 2007；29：585-90.
- Strojan P, et al. Squamous cell carcinoma of unknown primary tumor metastatic to neck nodes：role of elective irradiation. Eur Arch Otorhinolaryngol 2016；273：4561-9.
- Lou J, et al. Squamous cell carcinoma of cervical lymph nodes from an unknown primary site：the impact of neck dissection. J Cancer Res Ther 2015；11 Suppl 2：C161-7.
- Shehadeh NJ, et al. Benefit of postoperative chemoradiotherapy for patients with unknown primary squamous cell carcinoma of the head and neck. Head Neck 2006；28：1090-8.
- Eldeeb H, Hamed RH. Squamous cell carcinoma metastatic to cervical lymph nodes from unknown primary origin：the impact of chemoradiotherapy. Chin J Cancer 2012；31：484-90.
- Zaren HA, Copeland EM 3rd. Inguinal node metastases. Cancer 1978；41：919-23.
- Guarischi A, et al. Metastatic inguinal nodes from an unknown primary neoplasm. A review of 56 cases. Cancer 1987；59：572-7.
- Joseph K, et al. Carcinoma of unknown primary in the inguinal lymph node region of squamous cell origin：a case series. Pract Radiat Oncol 2014；4：404-8.
- Scoazec JY, et al. Professional practices and diagnostic issues in neuroendocrine tumour pathology：results of a prospective one-year survey among French pathologists (the PRONET study). Neuroendocrinology 2017；105：67-76.
- Bergsland EK, Nakakura EK. Neuroendocrine tumors of unknown primary：Is the primary site really not known? JAMA Surg 2014；149：889-90.
- Kvols LK, et al. Treatment of the malignant carcinoid syndrome. Evaluation of a long-acting somatostatin analogue. N Engl J Med 1986；315：663-6.
- Rinke A, et al. Placebo-controlled, double-blind, prospective, randomized study on the effect of octreotide LAR in the control of tumor growth in patients with metastatic neuroendocrine midgut tumors：a report from the PROMID Study Group. J Clin Oncol 2009；27：4656-63.

- Caplin ME, et al. Lanreotide in metastatic enteropancreatic neuroendocrine tumors. N Engl J Med 2014；371：224-33.
- Yao JC, et al. Everolimus for the treatment of advanced, non-functional neuroendocrine tumours of the lung or gastrointestinal tract (RADIANT-4): a randomised, placebo-controlled, phase 3 study. Lancet 2016；387：968-77.
- Raymond E, et al. Sunitinib malate for the treatment of pancreatic neuroendocrine tumors. N Engl J Med 2011；364：501-13.
- Wong MH, et al. Systematic review and meta-analysis on the role of chemotherapy in advanced and metastatic neuroendocrine tumor (NET). PLoS One 2016；11：e0158140.
- Dasari A, et al. Comparative study of lung and extrapulmonary poorly differentiated neuroendocrine carcinomas: a SEER database analysis of 162,983 cases. Cancer 2018；124：807-15.
- Mitry E, et al. Treatment of poorly differentiated neuroendocrine tumours with etoposide and cisplatin. Br J Cancer 1999；81：1351-5.
- Hainsworth JD, et al. Phase Ⅱ trial of paclitaxel, carboplatin, and etoposide in advanced poorly differentiated neuroendocrine carcinoma: a Minnie Pearl Cancer Research Network Study. J Clin Oncol 2006；24：3548-54.
- Nakano K, et al. Feasibility and efficacy of combined cisplatin and irinotecan chemotherapy for poorly differentiated neuroendocrine carcinomas. Jpn J Clin Oncol 2012；42：697-703.
- Zuur CL, et al. Diagnosis and treatment of isolated neck metastases of adenocarcinomas. Eur J Surg Oncol 2002；28：147-52.
- Nguyen LN, et al. Brain metastases as the only manifestation of an undetected primary tumor. Cancer 1998；83：2181-4.
- Lee J, et al. Evaluation of survival benefits by platinums and taxanes for an unfavourable subset of carcinoma of unknown primary: a systematic review and meta-analysis. Br J Cancer 2013；108：39-48.
- Hainswoth JD, et al. Cisplatin-based combination chemotherapy in the treatment of poorly differentiated carcinoma and poorly differentiated adenocarcinoma of unknown primary site: results of a 12-year experience. J Clin Oncol 1992；10：912-22.
- Hess KR, et al. Classification and regression tree analysis of 1,000 consecutive patients with unknown primary carcinoma. Clin Cancer Res 1999；5：3403-10.
- Culine S, et al. Development and validation of a prognostic model to predict the length of survival in patients with carcinomas of an unknown primary site. J Clin Oncol 2002；20：4679-83.
- Kodaira M, et al. Bone metastasis and poor performance status are prognostic factors for survival of carcinoma of unknown primary site in patients treated with systematic chemotherapy. Ann Oncol 2010；21：1163-7.
- Hainsworth JD, Greco FA. Gene expression profiling in patients with carcinoma of unknown primary site: from translational research to standard of care. Virchows Arch 2014；464：393-402.
- Moran S, et al. Epigenetic profiling to classify cancer of unknown primary: a multicentre, retrospective analysis. Lancet Oncol 2016；17：1386-95.
- Hasegawa H, et al. Site-specific chemotherapy based on predicted primary site by pathological profile for carcinoma of unknown primary site. Clin Oncol 2018；30：667-73.
- Varadhachary GR, Raber MN. Cancer of unknown primary site. N Engl J Med 2014；371：757-65.
- NICE (National Institute for Health and Care Excellence) guidance. Metastatic malignant disease of unknown primary origin in adults: diagnosis and management. 2010. https://www.nice.org.uk/guidance/CG104
- Abbruzzese JL, et al. Analysis of a diagnostic strategy for patients with suspected tumors of unknown origin. J Clin Oncol 1995；13：2094-103.

6章　症例提示

症例1　頸部リンパ節転移で発見された卵管癌

- Pavlidis N, et al. Diagnostic and therapeutic management of cancer of an unknown primary. Eur J Cancer 2003；39：1990-2005.
- Euscher ED, et al. Serous carcinoma of the ovary, fallopian tube, or peritoneum presenting as lymphadenopathy. Am J Surg Pathol 2004；28：1217-23.
- Visvanathan K, et al. Diagnosis of serous tubal intraepithelial carcinoma based on morphologic and immunohistochemical features：A reproducibility study. Am J Surg Pathol 2011；35：1766-75.
- Ledermann JA, et al. Newly diagnosed and relapsed epithelial ovarian carcinoma：ESMO Clinical Practice Guidelines for diagnosis, treatment and follow-up. Ann Oncol 2013；24（Suppl 6）：v24-32.

症例2　若年者に発生した由来不明の縦隔腫瘍

- Kubonishi I, et al. Novel t(15;19)(q15;p13)chromosome abnormality in a thymic carcinoma. Cancer Res 1991；51：3327-8.
- French CA. NUT midline carcinoma. Cancer Genet Cytogenet 2010；203：16-20.
- Stelow EB, et al. NUT rearrangement in undifferentiated carcinomas of the upper aerodigestive tract. Am J Surg Pathol 2008；32：828-34.
- 田中水緒，田中祐吉．NUT midline carcinoma．深山正久ほか編．腫瘍病理鑑別診断アトラス　縦隔腫瘍・胸膜腫瘍．東京：文光堂；2014．
- French CA. The importance of diagnosing NUT midline carcinoma. Head Neck Pathol 2013；7：11-6.

症例3　肺腫瘍

- Yasuoka H, et al. A rare case of ectopic papillary thyroid carcinoma transformed into squamous cell carcinoma. Pathol Int 2018；68：246-50.
- Rosai J, et al. Thyroid tumors with clear cell, squamous, and mucinous features. In：Silverberg SG, et al., eds. Tumors of the Thyroid and Parathyroid Glands. Maryland：American Registry of Pathology；2014. p.221-39.
- 西阪　隆ほか．扁平上皮癌とその特殊型．深山正久ほか編．腫瘍病理鑑別診断アトラス　肺癌．東京：文光堂；2014．p.45-55.
- 廣川満良．扁平上皮化生とモルラ．坂本穆彦ほか編．腫瘍病理鑑別診断アトラス　甲状腺癌．東京：文光堂；2011．p.133-42.
- Laury AR, et al. A comprehensive analysis of PAX8 expression in human epithelial tumors. Am J Surg Pathol 2011；35：816-26.

症例4　尿路腺癌で大腸癌の転移・浸潤と鑑別が問題となった症例

- Grignon DJ, et al. Glandular neoplasms. In：Moch H, et al., eds. WHO Classification of Tumours of the urinary system and male genital organs. 4th ed. Lyon：IARC Press；2016. p.111-2.
- Vasudevan G, et al. Bladder adenocarcinoma：a persisting diagnostic dilemma. J Clin Diagn Res 2017；11：ER01-ER04.
- Wang HL, et al. Immunohistochemical distinction between primary adenocarcinoma of the bladder and secondary colorectal adenocarcinoma. Am J Surg Pathol 2001；25：1380-7.
- Rao Q, et al. Distinguishing primary adenocarcinoma of the urinary bladder from secondary involvement by colorectal adenocarcinoma：extended immunohistochemical profiles emphasizing novel markers. Mod Pathol 2013；26：725-32.
- Lin F, et al. Immunohistochemical detection of P504S in primary and metastatic renal cell carcinomas. Appl Immunohistochem Mol Morphol 2004；12：153-9.
- Sun K, et al. Clear cell adenocarcinoma of urinary bladder and urethra. Arch Pathol Lab

Med 2008 ; 132 : 1417-22.

症例 6　鼠径部リンパ節に転移した癌細胞が PSA 陽性所見を示したため，原発巣の同定に難渋した extramammary Paget's disease

・Inoguchi N, et al. Expression of prostate-specific antigen and androgen receptor in extramammary Paget's disease and carcinoma. Clin Exp Dermatol 2007 ; 32 : 91-4.
・Hammer A, et al. Prostate-specific antigen-positive extramammary Paget's disease—association with prostate cancer. APMIS 2008 ; 116 : 81-8.
・Oji M, et al. Serum carcinoembryonic antigen level in Paget's disease. Br J Dermatol 1984 ; 110 : 211-3.
・Kacerovska D, et al. Extramammary Paget disease. In : Elder DE, et al., eds. WHO Classification of Skin Tumours. 4th ed. Lyon : IARC Press ; 2018. p.217-8.
・Elgamal AA, et al. Detection of prostate specific antigen in pancreas and salivary glands : a potential impact on prostate cancer overestimation. J Urol 1996 ; 156 : 464-8
・Bodey B, et al. Immunocytochemical detection of prostate specific antigen expression in human breast carcinoma cells. Anticancer Res 1997 ; 17 : 2577-81.

索引

太字：病理写真

数字

34βE12　44, 85, 116
5-FU/LV 療法　166

欧文

abrupt keratinization　**149**
AE1/AE3　19, 80, 98
AFP　6, 40, 51, 95, 111, 113
AFP 産生腺癌　74
ALK　118
ALK1　109
AMACR　93
androgen receptor（AR）　109
APC　34
AR　34
BAP1　117
Barrett 腺癌　96
BCA225　51
BEP 療法　130
BRAF　32, 34
BRAF V600E　152, 154
BRCA　32, 129
CA Ⅸ　93
CA15-3　51
CA19-9　7, 40, 51, 74, 120
CA125　7, 40, 51, 74, 95, 120
calretinin　77, 101, 117, 122
CAM5.2　19, 98
CD3　118
CD5　99, 117
CD10　93, 111
CD20　118
CD30　20, 118
CD56　20, 109
CD70　117
CD99　122
CDKN2A　32
CDX2　22, 83, 92, 99, 117, 118
　―による神経内分泌腫瘍の原発巣　78
CEA　7, 40, 45, 46, 51, 74, 89, 99, 113, 120
chromogranin A　20, 109
circulating tumor DNA（ctDNA）　33, 34
CK（cytokeratin）　45, 46, 65
　― と vimentin の共発現する腫瘍　57

CK5/6　19, 44, 85, 116
CK7　3, 19, 22, 23, 44, 61, 63, 77, 83, 92, 99, 109, 111, 117, 118
　―，CK20 の免疫染色による鑑別の目安　61
CK7/CK20 染色パターン　103
　―から除外可能な原発臓器　44
CK20　3, 22, 23, 44, 61, 63, 77, 83, 92, 99, 109, 111, 117, 118
　―，CK7 の免疫染色による鑑別の目安　61
　―のドット状陽性　22
C-KIT　99, 117, 118
claudin-6　101
computed tomography（CT）　12
CYFRA　113
D2-40　101, 117
DDIT3 遺伝子再構成　67
DUPAN-2　51
EBV　107
E-cadherin　82
EGFR　32, 33
EGFR チロシンキナーゼ阻害薬　4
ERBB2　32, 33
estrogen receptor（ER）　64, 65, 77, 93, 99, 111, 118
　―のクローン　58
Ewing 肉腫　56, 58, 62, 68, 97, 151
EWS-FLI1 融合遺伝子　151
extramammary Paget's disease　168
FGFR2-DDX21 融合遺伝子　34
FOXL2　101
FOXN1　117
GATA3　19, 22, **47**, 64, 77, 85, 92, 93, 99, 111, 122
GCDFP-15　22, 64, 92, 99, 109, 111
Glypican 3　79, 111
　―発現を示す腫瘍　78
hCG　95
hCGβ　6, 20, 40, 51, 113
Hep-Par 1　78, 79, 111
HER2　24
HMB-45　19, 93, 101, 109, 118
HNF4α　99
hPL　40, 51
HPV　4, 107

HPV 関連中咽頭癌　104
in situ 病変　40
INSM1　109
ISL1 による神経内分泌腫瘍の原発巣　78
JAK2　34
keratin　19
KIT　34
KRAS　32, 34
L858R　4
LCA　19, 80, 98, 109
LDH　40, 51
magnetic resonance imaging（MRI）　13
mammaglobin　22, 99, 111
Melan A　19, 77, 101, 109, 118, 122
Merkel 細胞癌　22
messenger RNA　30
mFOLFOX6 療法　166
micro RNA　30, 31
MITF　19, 109, 118
MLL2　33
MUC2　92
MUC5AC　99
MYC　34
Napsin A　21, 64, 99, 111, 117
NCCN ガイドライン　7, 12
NF1　34
NKX3.1　22, 122
NSE　89
nuclear protein of the testis（NUT）midline carcinoma　2, 108, 131
NUT　148
NUT 癌　99, 113, 148
Oct-3/4　118
Oct-4　20
p16　4, 74, 99, 107
p40　19, 21, 44, 81, 85, 93, 116
p63　19, 44, 81, 85, 93, 116
papanicolaou 染色　**47**
PAX8　22, 93, 99, 101, 111, 117, 118, 122
PIK3CA　34
PLAP　113, 118
Podoplanin　81
positron emission tomography（PET）　12
progesterone receptor（PgR）　77, 93, 111

ProGRP　6, 51, 89, 113
PSA　6, 22, 40, 51, 65, 74, 95, 111, 120, 168
qRT-PCR　30
RB1　32
RET/PTC 遺伝子再構成　154
RT-PCR　30
S-100　19, 80, 93, 98, 101, 109, 118
SALL4　99, 101, 109, 122
SAP　92
SATB2　22, 83, 99
SCC　7, 40, 51, 89, 113
SF-1　101, 122
sister Mary Joseph's nodule　80
SLX　113
SMAD4　101
SMARCB1/INI1 欠失腫瘍　151
SOX10　101, 109
SP-A　111
squamous cell carcinoma of unknown primary（SCCUP）　4
STK11　34
synaptophysin　20, 109
Thyroglobulin（Tg）　95, 111, 117
TP53　32, 34
TTF-1　21, 63, 79, 83, 92, 93, 99, 111, 117, 118
　―による神経内分泌腫瘍の原発巣　78
　―のクローン　58
VHL　32
vimentin　19, 45, 46, 57, 65, 98
　―と cytokeratin の共発現する腫瘍　57
Wilms 腫瘍　62
WT-1　22, 101, 117, 122
α-inhibin　77, 101, 122

あ

悪性黒色腫　7, 19, 28, 76, 85, 89
　腺癌転移と鑑別を要した―　**92**
　非色素性―　109
悪性中皮腫　27, 51
　癌との鑑別に有用なマーカー　51
悪性リンパ腫　19, 28, 95, 109
アダマンチノーマ　70, **71**
アポクリン腺癌　**81**

い
胃癌　118
胃原発印環細胞癌　**121**
遺伝子異常　8
イリノテカン　133
印環細胞癌　74，97，99

え
エトポシド　130，132，133
エピジェネティク修飾　32
エベロリムス　132
円形細胞肉腫　95，97
炎症性乳癌　80

お
横紋筋肉腫　56，62，80，97
　―の骨転移　**69**
オキサリプラチン　130
オクトレオチド　132

か
化学療法レジメン　134-136
褐色細胞腫　**43**
滑膜肉腫　69，**71**，97
化膿性肉芽腫　83
顆粒膜細胞腫　**119**
カルチノイド　116
カルボプラチン　130
肝細胞癌　**43**，79，98，101
　―との鑑別に重要な抗体　79
　―に類似する腫瘍　**76**
　―の肺転移　**54**
間質細胞肉腫　**119**
癌腫の場合の免疫染色による鑑別の目安　60
管状腺癌　74
癌性腹膜炎　22
癌肉腫　75，97
癌に類似する悪性腫瘍　27
肝様腺癌　98，101

き
既往歴聴取の注意点　39
嗅神経芽細胞腫　151
胸水　6
胸腺癌　99，117
　―と肺癌の鑑別　118

胸腺腫瘍　151
胸腺乳頭状腺癌　**115**
胸腺扁平上皮癌　**115**，**117**
　―の重要な抗体　116

け
形質細胞腫　85
頸部リンパ節に転移した腫瘍を鑑別するためのフローチャート　146
血管周皮腫　65，66
血管肉腫　56，69，75，79
血清腫瘍マーカー　95
結腸腺癌　157
ゲノム解析　32
ゲムシタビン　133
原発をより示唆する所見　50
原発性汗腺系腫瘍　**81**
原発性病変を支持する所見　40
原発性腹膜癌　98
原発巣検索の方法　8
原発巣の推定　18
原発不明癌
　英国NICEによる―の分類　138
　診断フローチャート　102
　特定の治療を有するサブグループ　129
　特定の治療を有しない―に対する化学療法の第Ⅱ相試験　134，135
　特定の治療を有しない―に対する化学療法の比較試験　136
　―に対する治療方針　139
　―の遺伝子異常　35
　―の概念　6
　―のゲノム解析　34
　―の探索（方）法　3，6
　―の発生状況　3
　―の病理診断の流れ　18
　―の網羅的遺伝子検査　33
　―の網羅的ゲノム解析　32
　―の予後良好群とその治療方針　23
原発不明がん診療ガイドライン　12，13

こ
膠芽腫　89
高カルシウム血症　52
甲状腺癌　65，79
甲状腺乳頭癌　117，**153**，**154**

甲状腺濾胞癌　63
膠様腺癌　118
小型円形細胞腫　97
骨外性粘液型軟骨肉腫　70
骨髄腫　85
骨肉腫　68, 88
孤立性癌細胞　**27**
孤立性・小型集塊　25
孤立性腫瘍細胞　**28**
孤立性線維性腫瘍　65, 66
コロイド腺癌　99

さ
細胞質内メラニン顆粒　**28**
細胞診検体に有用な抗体　48

し
子宮間質肉腫の肺転移　**54**
子宮筋腫　65
子宮平滑筋肉腫　65
子宮類内膜癌の大腸転移　**100**
シスプラチン　130-133
次世代シークエンス法　3
縦隔腫瘍　148
絨毛癌　**21**, 96
絨毛性腫瘍　80
絨毛性腫瘍マーカー　40, 51
腫瘍細胞体内に粘液成分を含有する腫瘍　44
腫瘍増殖形態による代表的な原発巣　50
腫瘍内血管成分が目立つ腫瘍の組織像　**43**
腫瘍マーカー　40, 51, 74, 89, 95, 113, 120
循環腫瘍細胞由来 DNA（ctDNA）　33, 34
上咽頭未分化癌　150
漿液性癌　147
　　腹膜に播種した—　**123**
消化管間質腫瘍（GIST）　75
小細胞癌　21, 26, 64, 89, 116
上皮系腫瘍　8
上皮細胞腫瘍　46
上皮細胞様集塊　**28**
上皮性マーカー　19
腎癌　65, 89
　　—の橈骨転移　**66**
神経芽腫　62, 80

神経内分泌癌　19, 20, 109
神経内分泌腫瘍　7, **43**, 55, 97
　　—が疑われる場合　59
　　—の原発巣　78
神経内分泌マーカー　20, 64
腎細胞癌　19, 21, 63, 101
　　胃に転移した—　**101**
浸潤性小葉癌　82, 97, 99
　　胃に転移した乳腺の—　**98**
浸潤性乳管癌　82
浸潤性粘液性腺癌　99, 118
腎性腺腫　164

す
膵癌　118
　　—の多発肺転移　**56**
膵管内乳頭粘液性腫瘍（IPMN）　74
膵神経内分泌腫瘍　**27**
膵導管癌　101
髄膜腫　66
ストレプトゾシン　132
スニチニブ　132

せ
性索間質細胞腫瘍　39, 122
性索間質性腫瘍　101
精巣腫瘍　**113**
セミノーマ　20, **113**, 116, 118
セルブロック　45, **47**
線維形成性小細胞腫瘍　97
腺癌　7, 21, 25, **91**, 97, 109
　　—の各種組織パターン　**42**
　　—の増殖パターン　41
潜在性乳癌　128
腺上皮腫瘍　45
腺様嚢胞癌　97, 109
前立腺癌　23, 65
　　—の大腿骨転移　**65**
　　—の肺転移　**55**
　　リンパ節に転移した—　**123**
前立腺腺癌　63

そ
臓器癌の免疫組織学による鑑別　3
臓器特異性の高いマーカー　21
臓器特異度が高い抗体　46

索引 | 193

組織型の確定に有用な上皮性マーカー　19
組織構築から考慮される主な原発臓器　22

た

退形成性髄膜腫　89
大細胞神経内分泌癌　116
胎児性癌　**38**
胎児性腫瘍　88
大腸癌　83, 89, 118, 157, 165
　　小脳に転移した―　**91**
　　胆管内に発育する―転移例　77
大腸癌のマーカー　99
唾液腺癌　109
唾液腺腺様嚢胞癌の肺転移　**54**
唾液腺導管癌　109
　　―リンパ節転移　**110**
タキサン系薬剤　133
多形癌　75, 97
多形細胞腫瘍　97
脱分化型脂肪肉腫　75
脱分化型軟骨肉腫　68
胆管癌の肺炎様肺転移　**55**
淡明細胞型腎細胞癌　43
　　膵に転移した―　**123**
淡明細胞肉腫　97

ち

中皮腫　101, 117

て

低異型度線維粘液肉腫　69
低分化腺癌　**27**
転移をより示唆する所見　50
転移性悪性黒色腫　87
転移性肝癌　**85**
転移性骨腫瘍　63
転移性腎癌　**84**
転移性乳癌　**82**
転移性肺癌　**83**
転移性肺小細胞癌　**86**
転移性病変を支持する所見　41
転移性扁平上皮癌　**85**
転移性扁平上皮性肺癌　**85**
転移性腫瘍と間違われやすい骨・軟部悪性腫瘍　**71**

と

頭頸部癌の TNM 分類　106, 107
頭頸部原発不明扁平上皮癌　4
洞様構造が目立つ腫瘍　55, 84
鍍銀染色　19
ドライバー遺伝子変異　18

な

軟部の転移性腫瘍　**68**
軟部明細胞肉腫　70

に

肉腫の骨転移　**66**
肉腫様腎細胞癌の心膜・心臓転移　**57**
乳癌　22, 64, 89, 111, 118
　　―の大腿骨転移　**64**
　　―の白血病型肺転移　**53**
乳管癌　63, 109
乳腺小葉癌　74
乳頭状集塊　25, **26-28**
尿路上皮癌　22, 44, 97, 157
　　―の肺転移　**58**
　　腹膜に播種した―　**123**
尿路腺癌　157

ね

粘液型脂肪肉腫　67, **68**
粘液癌　74, 82
粘液線維肉腫　69
粘表皮癌　97

は

肺癌　63, 89
　　大脳に転移した―　**91**
胚細胞腫瘍　7, 19-21, 80, 88, 95
　　主な―と特異的マーカー　21
胚細胞(性)腫瘍マーカー　40, 51
肺腫瘍塞栓性微小血管症　**53**
肺腫瘤　152
肺腺癌　63, 79, 111, 117
　　大腸に転移した―　**101**
　　―の大腿骨転移　**64**
　　―リンパ節転移　**110**
パクリタキセル　130
白金製剤　132, 133, 137

ひ
非上皮性腫瘍の鑑別　**76**
非セミノーマ性胚細胞腫瘍　95，113
ヒトパピローマウイルス関連癌　4
皮膚原発付属器腫瘍　81
皮膚付属器腫瘍　122
びまん性大細胞型B細胞性悪性リンパ腫　**45**
病理学的に鑑別すべき疾患項目　8

ふ
副甲状腺ホルモン関連ペプチド　52
副腎皮質癌　19，**76**，77
副腎皮質刺激ホルモン　52
腹水　7
腹膜偽粘液腫　98
腹膜原発漿液性癌　122
腹膜中皮腫　98
　　大腸粘膜に浸潤した―　**101**
フルオロウラシル　130，132
ブレオマイシン　130
分類不明癌　7

へ
平滑筋肉腫　56，69，75
ベバシズマブ　130
ベバシズマブ療法　166
ペムブロリズマブ　9
扁平上皮癌　7，26，41，44，58，85，97
　　―の偽腺腔様構造　**41**

ほ
傍神経節腫　122
紡錘形細胞癌　65
紡錘形細胞腫瘍　97
胞巣状軟部肉腫の骨転移　**70**
ボール状集塊　25，**26**
ホルモン産生腫瘍　52
ホルモンレセプター　24

ま
マイトマイシンC　132
マリモ状集塊　25

み
未分化癌　19，**68**

未分化大細胞型リンパ腫　**20**
未分化類円形細胞腫瘍の鑑別診断のフローチャート　150

め
メチル化DNA　30，32
メラノーマ　71，94，96，97，101，116，118
　　―の軟部転移　**72**
免疫染色　8，30
　　消化管癌と乳癌の鑑別　100
　　消化管癌と肺癌の鑑別　100
　　大腸癌と類内膜癌の鑑別　100
　　粘液性腺癌の鑑別　100
　　―の注意点　48
免疫組織化学　44
免疫組織化学パネル　19

ら
卵黄嚢腫瘍　113
卵管癌　142
　　―の胸膜転移　**59**
卵巣癌　118
卵巣漿液性癌　24
卵巣明細胞癌　21
卵巣明細胞腺癌　**27**
ランレオチド　132

り
隆起性皮膚線維肉腫　68
リンパ腫　116，118
リンパ節節外浸潤　105，131
リンパ・造血器腫瘍　95，97

る
類上皮血管内皮腫　75，**76**，79
類上皮血管肉腫　72
類上皮膠芽腫　89
類上皮肉腫　69，71
類内膜癌　98，99
類内膜腺癌　19

ろ
濾胞癌　65

中山書店の出版物に関する情報は,小社サポートページを御覧ください.
http://www.nakayamashoten.co.jp/bookss/define/support/support.html

---

癌診療指針のための病理診断プラクティス
原発不明癌
（げんぱつ ふ めいがん）

2019年11月20日　初版第1刷発行Ⓒ　　　〔検印省略〕

総編集 ———	青笹克之（あおざさかつゆき）
専門編集 ———	都築豊徳（つづきとよのり），中塚伸一（なかつかしんいち）
	安藤正志（あんどうまさし），水木満佐央（みずきまさお）
発行者 ———	平田　直
発行所 ———	株式会社 中山書店
	〒112-0006 東京都文京区小日向4-2-6
	TEL 03-3813-1100（代表）　振替 00130-5-196565
	https://www.nakayamashoten.jp
印刷・製本 ———	三報社印刷株式会社

Published by Nakayama Shoten Co.,Ltd.　　　Printed in Japan
ISBN 978-4-521-74786-6
落丁・乱丁の場合はお取り替え致します

本書の複製権・上映権・譲渡権・公衆送信権（送信可能化権を含む）
は株式会社中山書店が保有します.
　JCOPY　＜(社)出版者著作権管理機構　委託出版物＞
本書の無断複写は著作権法上での例外を除き禁じられています．複
写される場合は，そのつど事前に，(社)出版者著作権管理機構（電話
03-5244-5088, FAX 03-5244-5089, e-mail：info@jcopy.or.jp）の許諾を
得てください．

本書をスキャン・デジタルデータ化するなどの複製を無許諾で行う行
為は，著作権法上での限られた例外（「私的使用のための複製」など）
を除き著作権法違反となります．なお，大学・病院・企業などにおいて，
内部的に業務上使用する目的で上記の行為を行うことは，私的使用に
は該当せず違法です．また私的使用のためであっても，代行業者等の
第三者に依頼して使用する本人以外の者が上記の行為を行うことは違
法です．

これからの診療にCPCを活かす23の症例

臨床病理検討会の進め方・活かし方

CPCの作法

総編集◎ 青笹克之（大阪大学名誉教授）
　　　　 菅野祐幸（信州大学）

分担編集◎ 長沼　廣（仙台市立病院）
　　　　　 松原　修（平塚共済病院/がん研究会がん研究所）
　　　　　 手島伸一（湘南鎌倉総合病院）
　　　　　 中塚伸一（関西労災病院）
　　　　　 岡　一雅（兵庫県立西宮病院）
　　　　　 谷本昭英（鹿児島大学）

978-4-521-74408-7
B5判/並製
オールカラー/232頁
定価（本体10,000円＋税）

これからの新しい
CPC運営のための
羅針盤

本書はCPC（臨床病理検討会）の内容を詳しく解説したわが国最初の本である．CPCへの参加は臨床研修医のみならず，一線で活躍中の医師にとって大変有意義なものであり，医療の質の担保になくてはならないものである．
本書の目的は「CPCの作法」の標準を示すことにある．これまで，わが国ではCPCに求められる内容や運営方法について系統的に述べた書籍はなかった．これを土台として工夫を積み重ねることが充実したCPCにつながるものと確信している．

総編集　青笹克之

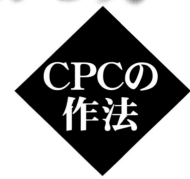

中山書店　〒112-0006　東京都文京区小日向4-2-6　TEL 03-3813-1100　FAX 03-3816-1015
https://www.nakayamashoten.jp/

鑑別フローチャートと病理像で役に立つ, 活用できる病理学シリーズ!

癌診療指針のための病理診断プラクティス

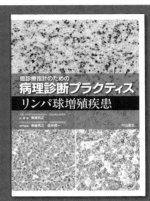

総編集 ● 青笹克之（大阪大学名誉教授）　　B5判／並製／オールカラー／各巻 204～420 頁

癌診療に携わるすべての医療者が活用できる実用的プラクティス

鑑別診断の病理像を豊富に掲載!

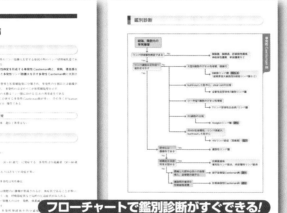

フローチャートで鑑別診断がすぐできる!

治療方針の決定に役立つ「診断のポイント」

シリーズの構成と専門編集

リンパ球増殖疾患
専門編集：青笹克之, 森井英一（大阪大学）　　定価（本体18,000円+税）

肺癌
専門編集：松原 修（防衛医科大学校）　　定価（本体18,000円+税）

乳癌
専門編集：黒住昌史（埼玉県立がんセンター）　　定価（本体18,000円+税）

食道癌・胃癌
専門編集：藤盛孝博（獨協医科大学）　　定価（本体18,000円+税）

大腸癌
専門編集：八尾隆史（順天堂大学）　　定価（本体18,000円+税）

脳腫瘍
専門編集：中里洋一（群馬大学）　　定価（本体19,000円+税）

骨・軟部腫瘍
専門編集：小田義直（九州大学）　　定価（本体19,000円+税）

肝・胆・膵腫瘍
専門編集：坂元亨宇（慶應義塾大学）　　定価（本体19,000円+税）
副 編 集：平岡伸介（国立がん研究センター中央病院）
　　　　　尾島英知（慶應義塾大学）

婦人科腫瘍
専門編集：本山悌一（がん研究会がん研究所）　　定価（本体20,000円+税）

腎・尿路/男性生殖器腫瘍
専門編集：都築豊徳（愛知医科大学病院）　　定価（本体20,000円+税）

皮膚腫瘍
専門編集：清水道生（博慈会記念総合病院）　　定価（本体21,000円+税）
　　　　　新井栄一（埼玉医科大学）

内分泌腫瘍 甲状腺, 副腎
専門編集：長沼 廣（仙台赤十字病院）　　定価（本体21,000円+税）
　　　　　笹野公伸（東北大学）

唾液腺/口腔・歯原性腫瘍
専門編集：長尾俊孝（東京医科大学）　　定価（本体21,000円+税）
副 編 集：高田 隆（徳山大学）

原発不明癌
専門編集：都築豊徳（愛知医科大学病院）　　定価（本体20,000円+税）
　　　　　中塚伸一（大阪国際がんセンター）
　　　　　安藤正志（愛知県がんセンター）
　　　　　水木満佐央（大阪大学医学部附属病院）

中山書店　〒112-0006 東京都文京区小日向4-2-6　TEL 03-3813-1100　FAX 03-3816-1015
https://nakayamashoten.jp/